《难经》通俗解

主编 · 石云

上海科学技术出版社

图书在版编目（CIP）数据

《难经》通俗解 / 石云主编. -- 上海 ： 上海科学
技术出版社，2021.4
ISBN 978-7-5478-5279-8

Ⅰ. ①难… Ⅱ. ①石… Ⅲ. ①《难经》－译文②《难
经》－注释 Ⅳ. ①R221.9

中国版本图书馆CIP数据核字(2021)第046816号

——

《难经》通俗解

主编　石　云

上海世纪出版(集团)有限公司
上海科学技术出版社　出版、发行
(上海钦州南路71号　邮政编码200235　www. sstp. cn)
上海盛通时代印刷有限公司印刷
开本 889×1194　1/32　印张 4.25
字数 70千字
2021年4月第1版　2021年4月第1次印刷
ISBN 978-7-5478-5279-8 / R·2274
定价：30.00元

——

内容提

《难经》是中医学经典著作之一，该书以问答形式对脉学、经络、病证、腧穴、刺法、等八十一个问题进行阐释。本书采用以经解经的方式，参考《黄帝内经》《伤寒论》《金匮要略》《针灸甲乙经》等，对《难经》经义边叙边议，结合作者自身理解、医疗实践等进行通俗化解释，对部分难点问题进行探讨说明，并结合图表对复杂经文进行归纳整理，以方便读者阅读。

本书可供中医药院校师生、中医临床工作者及广大中医药爱好者参考阅读。

序 一

　　《难经》是中医的重要经典著作之一，以脉学为主，但也涉及生理、病理、诊断和治疗等多个方面。《难经》确立了"独取寸口"的诊脉方法，指出了寸、关、尺三部的阴阳属性，每部的浮、中、沉三候与脏腑经络的对应关系，并探讨了脉象的临床意义。此外，《难经》还全面叙述了奇经八脉的含义、内容、循行部位、起止、与十二经脉的关系，以及发病证候等。在阐述脏腑生理功能时，《难经》首次把右肾称为命门，开创了后世命门学说之先河；对三焦的概念和功能也作了较详细的记载，并描述了五脏六腑的形态。《难经》对积聚之证的区别、联系及积证的脏腑属性作了详细论述，对后世临床诊治具有重要的指导作用；其论及的针刺补泻法在临床上也沿用至今。

　　由于《难经》成书年代很早，虽历代医家多有注释，但往往用词过于专业，对年青学子或有心的业余爱好者来说仍然会感到难以理解。针对此种情况，上海市中医文献馆石云医生编写了这一册《〈难经〉通俗解》，可供学习中医的学生、规培医师和中医爱好者借鉴参考。

　　要将《难经》深奥的经文转化成浅显通俗的语言，需要"信、达、雅"的功力。石云医生是全国第六批名老中医师承班的学员，读经是他的学习任务，而释经则是他的高远志向。在繁忙的工作、临诊以及跟师学习之余，潜心研读，并比较对照历代名家的多种《难经》注释版本，准确把握经文的确切含义，结合自己的理解，边叙边议，对经文内容作了很好的阐发。

作者是上海市最美科普志愿者，善于用科普的方式来宣传专业的科学知识，在对《难经》这一中国古代传统医学典籍的释义中，作者创造性地用手绘、电子作图、表格归纳等读者喜闻乐见的方式进行表达，在年轻读者群中收到了很好的反响。

本书的最大特点是，它将一部经典著作从高高在上的神圣学术讲坛请了下来，变成了接地气的通俗小册子，变成了邻居大哥向您娓娓道来一段段中医常识的白话。

愿大家喜欢本书。

于庚子岁末

序

　　喜闻石云医生《〈难经〉通俗解》一书即将付梓，欣然应约，为之作序。

　　《难经》原名《黄帝八十一难经》，"经"指《黄帝内经》，"难"即"疑难"。《难经》作者提出并阐释了《内经》中的八十一个疑难问题，比如"命门""三焦""肾间动气""十二经之源"等，为后世深入研习《内经》的理论体系提供了方便。在传统中医四大经典（《黄帝内经》《伤寒杂病论》《神农本草经》《难经》）中，《难经》相对边缘化，一定程度上影响了今人对《内经》的正确深入理解。

　　我与石云医生相识于他大学一年级，自此其每周六便来临床跟诊半天直至毕业后，竟十余年未断，在同期学生中实属罕见。其酷爱中医之真心，勤于临床之实践，孜孜不倦之学风，令人印象深刻。凡临床或学业所遇之疑难，必寻师或循经典以求解。其学士学位论文《〈金匮要略〉救自缢死方法及对后世急救术的影响》就是探究《金匮要略》中经文的现实意义，廿余次易稿，因此结下经典缘。

　　庚子鼠年新冠肺炎爆发流行，艰难时刻，中医出征，经方疗效，大获好评。石云医生顺势而为，连推《难经》解读于其公众号中，如此坚持三四个月，书具雏形，于相关医院群中广受青年医生、规培医生和研究生好评，并产生了良好的社会影响。闲暇之时，勤耕不辍，厚积薄发，

　　终成此书，取名《〈难经〉通俗解》，意在服务青年医生、在校大学生和中医爱好者。书中对疑难之处配以图示或列表加以说明，对深奥之处博引后世医家所论，联系自身学习体会及临床实践加以说明，深入浅出，易学易懂。

　　中医药参与人类健康命运共同体大有可为。冀幸天下度过八十一难。

庚子年腊月

前言

　　《难经》为《黄帝八十一难经》的简称，该书在阐发中医学基本理论方面占有重要的地位，被列入中医四大经典。《难经》包括脉学、经络、脏腑、病证、腧穴、刺法六个部分。其脉学体系与《内经》不完全相同，寸关尺定位和切脉方式也独具特色，对生气之原、四季脉象等形象化的论述也颇有启发意义。其经络部分，关于脏腑经络的计数等问题的讨论是探索中医经络体系构建的重要参考。其脏腑部分，对脏象、命门等的论述对后世的启发很大。其病证部分，关于积和聚的认识影响深远。其腧穴部分对五输穴的解释和其刺法部分"泻南方、补北方"等内容对后世都产生重要影响。

　　然而，当前中医药院校经典教学课时数普遍缩减，一般也无单独开设《难经》的经典课程。虽然《难经》的一些重要经文在《中医基础理论》中有所涉及，但总体上中医院校的学生对《难经》了解程度不深。学生时代，编者曾自学《难经》，但受限于当时的学术能力，未能深刻理解《难经》经义。

　　时逢2020年新冠疫情暴发，对中国乃至世界都是灾难性的。在疫情防控中，中医药起到了至关重要的作用。疫情初期举国居家办公，编者第六批全国师承班学习工作亦随之暂停，恰好得闲重新研读《难经》。

而且，彼时关注中医药疫情防控的有识之士对中医药知识产生了浓厚的兴趣，纷纷询问有关问题。故一方面作为全国师承班经典研习，另一方面为向公众普及中医药经典知识而著《难经》解读文本。至7月23日"第八十一难"完成之时，全国疫情基本得到控制，度过艰难的大半年时间。

2020年底，在师长的鼓励下，我参考《内经》《伤寒论》《金匮要略》《针灸甲乙经》等经典和《难经经释》《难经正义》《难经译注》等注书将所撰写的解读文本整理成书。在特殊的一年撰写本书，深感意义非凡。愿中医药为人类健康命运共同体贡献更大的力量，也希望本书可以为想学习中医知识的后来者提供一些帮助。

本书运用白话解释《难经》经文，以期达到通俗易懂、易于理解的目的。经文解释以［通解］标注，对于重点或难点问题的说明以［释难］标注，延伸阅读以［延伸］标注。本书配合图示、表格等加以归纳说明，适合中医药专业学生和中医药爱好者作为认识中医经典的入门和普及性书籍。

本书部分插图得到了姚易君女士的帮助，向她表示感谢；向本书编写过程中给予我鼓励、帮助和指导的前辈们表示感谢！

编者
2021 年 1 月

目录

论脉学

001

论经络

论脏腑

论刺法

109

论⊙脉⊙学

一 难

《一难》就切脉诊病的道理进行了解释。原文：

▶ 曰：十二经皆有动脉，独取寸口，以决五脏六腑死生吉凶之法，何谓也？

▶ 然：寸口者，脉之大会，手太阴之脉动也。人一呼脉行三寸，一吸脉行三寸，呼吸定息，脉行六寸。人一日一夜，凡一万三千五百息，脉行五十度，周于身。漏水下百刻，营卫行阳二十五度，行阴亦二十五度，为一周也，故五十度复会于手太阴。寸口者，五脏六腑之所终始，故法取于寸口也。

[通解]《一难》提出为什么人体十二经皆有体表搏动的部位，但是医生诊断时，单独取手腕寸口（桡动脉搏动处）的脉象判断人体五脏六腑功能的问题。经文对《一难》的回答，综合了《内经》中《营卫生会》《经脉》《卫气行》《五十营》等多篇经文的论述，择其大要做了分析，把问题讲得非常透彻。关键要妙在于人体十二经之经气在一天运行后最终汇聚到手太阴肺经，而手腕寸口是手太阴肺经的动脉，故医生可以凭借摸寸口脉象诊断全身疾病。

[延伸] 经气汇聚到肺经的时间是夜半，被称为阴阳交，《内经》原文说"万民皆卧"。这个概念很重要，很多人子时（23点到次日1点）不睡，不遵守十二经的正常运行规律，久而久之就会影响健康。寸口（图1），就是桡动脉搏动处，包含了三个重要穴位，太渊、经渠、列缺。

经文有一处描述很有意思，以一呼一吸为一息，一日一夜共一万三千五百息。经计算，平均一个人每分钟呼吸9.375次。而大多数人一分钟呼吸超过12次。古人的意思就是人的呼吸深沉是一种理想的健康状态。

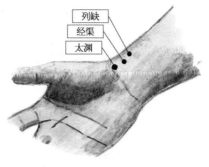

图1　寸口示意图

二　

《二难》对寸口脉的两部进行解释，原文：

▶ 曰：脉有尺寸，何谓也？

▶ 然：尺寸者，脉之大要会也。从关至尺是尺内，阴之所治也；从关至鱼际是寸内，阳之所治也。故分寸为尺，分尺为寸。故阴得尺内一寸，阳得寸内九分。尺寸终始，一寸九分，故曰尺寸也。

[通解]《二难》对《内经》提到的寸脉和尺脉提出疑惑，并进行解释，经文看似奥古，实际都来自古代医家的实践，容易操作并掌握。通过文字意思可以知道从"关"到"尺"（尺泽穴）的部位是"尺部"的范围，主人体属阴的性质的病证；从"关"到"鱼际"的部位是"寸部"的范围，主人体属阳的性质的病证。

但是，在实际诊断中，医生不可能用手摸遍病人的手臂从鱼际到手肘部位，既不文雅，又不方便，更主要的是越靠近手肘，皮肤表面能感受到的脉的搏动越弱。所以，在诊脉时尺部就选取从关以下一寸以内的范围；寸部就选取自关以上九分的范围。这一寸九分的范围脉搏动也最为强烈，易于操作。

[延伸] 至于关，后世《脉诀》以掌后高骨定为"关"。功能是区别"寸"与"尺"两部。所以，大家如果看到有医生用二指切脉的，先不要惊讶。很有可能，他传承了《二难》的脉法。当然，这样的医生现在不会很多。

三

《三难》对脉位的难点进行了解释，原文：

▶ 曰：脉有太过，有不及，有阴阳相乘，有覆有溢，有关有格，何谓也？

▶ 然：关之前者，阳之动也，脉当见九分而浮。过者，法曰太过；减者，法曰不及。遂上鱼为溢，为外关内格，此阴乘之脉也。关之后者，阴之动也，脉当见一寸而沉。过者，法曰太过；减者，法曰不及。遂入尺为覆，为内关外格，此阳乘之脉也。故曰覆溢，是其真脏之脉，人不病而死也。

[通解]《三难》涉及很多古奥的专有名词，如"过""减""覆""溢""关""格"等，乍看上去非常难懂。实际上，一切新名词多读几遍，自然就不会陌生，不必惧怕。

《二难》说"关"的前面属阳，"关"的后面属阴，读者都已明了。所以，经文释难中，第一句就说，关的前面是阳部的脉动，应当是九分长的偏浮的脉。为什么偏浮呢？主要是肌肉少，脉搏动的感觉明显，脉位偏浅。对应后文的沉，意思就是关后部脉搏动的感觉相对关前部要深。但是，由于寸脉的脉气变化，会引起脉位前后的变化，根据程度不同，分别被称为"太过""不及""溢""外关内格"。作图以解释（图2）。

根据图2，读者可以找到关，然后体会一下太过、不及的走势。

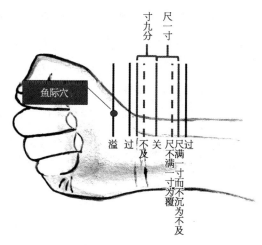

图2 《三难》脉位分解图

[释难]

一、关之左——寸部

寸满九分为正常，寸不满九分为减，称作"不及"。寸超过九分为"太过"，寸上至鱼际为"溢"，原因是——阴乘导致的外关内格，即阴气如同罩子般从外面"关"闭人体阳气，阳气被关闭不得升发，导致体内阳气阻"格"；体现在脉象就是"溢"。

二、关之右——尺部

尺满一寸为正常，尺超过一寸为太过，尺满一寸而不深沉为减，称为"不及"。尺不满一寸为"覆"，原因是——阳乘导致内关外格，即阴气在体内"关"闭，导致人体阳气得不到阴气的制约，引起阳气"格"拒于外；体现在脉象就是"覆"。

而"覆"和"溢"的脉象，被称为真脏脉（象），一旦出现这样的脉象，即便没有其他症状，也提示生命垂危，即真脏脉是死脉。

那么什么是真脏脉呢？简单说，就是人体的脉象来源于胃气，真脏脉就是胃气已绝，不能再为人提供气（能量），相当于脉象仅仅体现着脏器本身剩余的气，这种状态能量得不到持续供应，提示人之将死。

[延伸]《素问·玉机真脏论》：气来实而强，此谓太过，病在外。其气来不实而微，此谓不及，病在中。《灵枢·脉度》：阴气太盛，则阳气不能荣也，故曰关。阳气太盛，则阴气弗能荣也，故曰格。《素问·平人气象论》：所谓无胃气者，但得真脏脉不得胃气也。

四 难

《四难》讨论切脉的方法和具体脉象，分四个部分解释：

▶ 其一曰：脉有阴阳之法，何谓也？

▶ 然：呼出心与肺，吸入肾与肝，呼吸之间，脾也，其脉在中。浮者阳也，沉者阴也，故曰阴阳也。

[通解]《四难》第一个问题说的是诊断脉象有阴阳之别。古代医家用阴阳理论辨证看待脉象，此处的阴阳，指的是浮与沉。浮相对于沉，就是阳；沉相对于浮就是阴。由于心肺在上，肝肾居下，所以说呼出心与肺，吸入肾与肝。脾在人体中部，所以脉不浮不沉，在中间。浮与沉的判断标准，全在指下，轻轻切脉就可摸到的是浮，稍重切脉才可摸到的是沉，不重不轻可以切到的是中。

▶ 其二：心肺俱浮，何以别之？

▶ 然：浮而大散者心也，浮而短涩者肺也。

[通解]此问心和肺的脉都是浮，如何区分。脉象轻轻切按就可以摸到，并且脉搏动的宽度较大的是心脉；轻轻可以摸到，但脉流利度不高而范围相对集中的是肺脉。

▶ 其三：肾肝俱沉，何以别之？

▶ 然：牢而长者肝也，按之濡，举指来实者肾也。脾者中州，故其脉在中。是阴阳之法也。脉有一阴一阳，一阴二阳，一阴三阳；有一阳一阴，一阳二阴，一阳三阴。

[通解] 肾和肝都是沉的脉象，又如何分别呢？重取可以摸到脉，并且脉的搏动宽大有力如古琴的弦那样就是肝脉；重取可以摸到脉，感觉比较柔软的就是肾脉。中等力度可以摸到脉，那就是脾脉。

脉象根据不同维度也有阴阳之分，此处的阴阳不再指脉的深浅，而是对脉流利程度、力度等，通过对比的方法区分阴阳，如流利的为阳，不流利的为阴。一个阴性的脉象可以兼有一到三个阳性的脉象，一个阳性的脉象可以兼见一到三个阴性的脉象。具体解释在后一问。

▶ 其四：如此之言，寸口有六脉俱动邪？

▶ 然：此言者，非有六脉俱动也，谓浮、沉、长、短、滑、涩也。浮者阳也，滑者阳也，长者阳也；沉者阴也，短者阴也，涩者阴也。所谓一阴一阳者，谓脉来沉而滑也，一阴二阳者，谓脉来沉滑而长也，一阴三阳者，谓脉来浮滑而长，时一沉也；所谓一阳一阴者，谓脉来浮而涩也；一阳二阴者，谓脉来长而沉涩也；一阳三阴者，谓脉来沉涩而短，时一浮也。各以其经所在，名病顺逆也。

[释难] 从问题可以看出，提问者也把此处的阴阳当作了脉位的深浅。阳位，寸部可以有浮、中、沉；阴位，尺部可以有浮、中、沉，就是提问者认为的六脉俱动。释难者的回答说出了原委。

表1 《四难》脉象与阴阳

阴阳性质	脉位深浅	脉流利度	脉体长度
阳	浮脉	滑脉	长脉
阴	沉脉	涩脉	短脉

（续表）

阴阳性质	阴 性 脉		阳 性 脉	
一阴一阳	沉	滑	—	—
一阴二阳	沉	滑	长	—
一阴三阳	时一沉	滑	长	浮
阴阳性质	阳 性 脉		阴 性 脉	
一阳一阴	浮	涩	—	—
一阳二阴	长	涩	—	沉
一阳三阴	时一浮	涩	短	沉

五 难

《五难》论述切脉的力度，原文：

▶ 曰：脉有轻重，何谓也？然：初持脉，如三菽之重，与皮毛相得者，肺部也。如六菽之重，与血脉相得者，心部也。如九菽之重，与肌肉相得者，脾部也。如十二菽之重，与筋平者，肝部也。按之至骨，举指来疾者，肾部也。故曰轻重也。

[通解]《五难》说的是切脉有轻重，怎么理解呢？最开始切脉力度如三菽（音叔）的分量，在皮毛的位置，可以判断肺的情况。如果是六菽的分量，在（浅层）血脉的位置，可以判断心的情况。如果是九菽的分量，到肌肉的位置，可以判断脾的情况。如果是十二菽的分量，到筋的位置，可以判断肝的情况。如果分量更重，到达骨，就可以判断肾的情况。

切脉时，手指要寻找桡动脉搏动处，从表面深至骨的位置可以作为判断。其中，菽的意思是豆类，三菽就是三个豆子的分量，但是这个尺寸较难把握。如果我们直观机械地理解为三个豆子的力，那太难操作。

三个豆子可能是3克，但是我们指下如何按出3克的力呢？应如何理解三、六、九、十二菽呢？看法是与"曹冲称象"类似，即拿自己做试验，在手的桡动脉搏动处放三个豆子，然后皮肤感受一下这个分量，撤去豆子，自己用手放到相同部位，施以类似的力，就是三菽。从肺到肝是十二菽，但是到肾就不说十五菽，这里有几种看法，一是不论多大的力，只要脉位到了骨，就是肾了。另一种说法就是到骨就是十五菽，古人就是三菽一个增幅，不必再赘述而已。图3为太渊穴水平的横断面示意图，供大家参考。

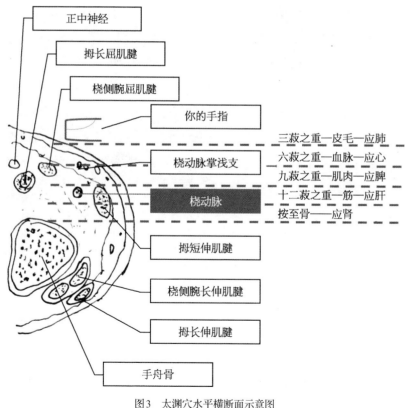

正中神经

拇长屈肌腱

桡侧腕屈肌腱

你的手指

桡动脉掌浅支

三菽之重—皮毛—应肺
六菽之重—血脉—应心
九菽之重—肌肉—应脾
十二菽之重—筋—应肝
按至骨——应肾

桡动脉

拇短伸肌腱

桡侧腕长伸肌腱

拇长伸肌腱

手舟骨

图3　太渊穴水平横断面示意图

六 难

《六难》讨论凭指下感觉判断阴阳盛衰的原则，原文：

▶ 曰：脉有阴盛阳虚，阳盛阴虚，何谓也？然：浮之损小，沉之实大，故曰阴盛阳虚。沉之损小，浮之实大，故曰阳盛阴虚。是阴阳虚实之意也。

[通解]《六难》对脉的阴盛阳虚类型和阳盛阴虚类型的困惑提出疑问。其本意是如何判断脉象的阴阳虚实。这个问题或者说这一类问题也是学习中医的人经常会有的困惑。《二难》《三难》以"关"分阴阳，关前的寸部为阳，关后的尺部为阴。《四难》根据脉的深浅、流利度、长度按高低进行阴阳分类。今《六难》又讲阴阳，是根据脉象综合判断。把"浮之损小，沉之实大"的脉作为阴盛阳虚的脉象；把"沉之损小，浮之实大"的脉作为阳盛阴虚的脉象。这要如何理解呢？根据《三难》我们知道寸为阳位，脉象当为"九分而浮"；尺为阴位，"脉象当为一寸而沉"。《四难》告诉我们"浮而大散"是心的脉象，"浮而短涩"是肺的脉象；"牢而长"是肝的脉象，"沉而濡"是肾的脉象。

回顾了上述的分析，作为铺垫，我们来看《六难》的意思：

"浮之损小"，是说切脉时轻取（如同《五难》三菽之力）得到损小的脉象，区别于正常的肺脉（浮而短涩），提示阳虚。

"浮之实大"，是说切脉时轻取得到的脉浮而实大，区别于正常的心脉（浮而大散），提示阳盛。

"沉之实大"，是说切脉时重取（十二菽之力以上）得到沉实大的脉象，区别于正常的肝脉（牢而长），提示阴盛。

"沉之损小"，是说切脉时重取得到损小的脉象，区别于正常肾脉的（沉而濡），提示阴虚。

综合起来，"浮之损小"和"沉之实大"共同说明了阳虚、阴盛的情况，反之，"沉之损小"和"浮之实大"则说明阴虚、阳盛的情况。这四个脉象可以独立出现，不必同时出现，即可作判断。

表2 《六难》脉象之阴阳盛衰与浮沉大小

阴阳盛衰	浮沉大小
阴　虚	沉之损小
阴　盛	沉之实大
阳　虚	浮之损小
阳　盛	浮之实大

七 难

《七难》讨论脉象与季节时间的关系，原文：

▶ 曰：《经》言少阳之至，乍小乍大，乍短乍长；阳明之至，浮大而短；太阳之至，洪大而长；太阴之至，紧大而长；少阴之至，紧细而微；厥阴之至，沉短而敦。此六者，是平脉邪？将病脉耶？然：皆王脉也。

其气以何月，各王几日？然：冬至之后，初得甲子少阳王，复得甲子阳明王，复得甲子太阳王，复得甲子太阴王，复得甲子少阴王，复得甲子厥阴王。王各六十日，六六三百六十日，以成一岁。此三阳三阴之王时日大要也。

[通解]《七难》涉及两个问题，第一个问题是三阴三阳脉各主时的脉象特点。开篇提到的《经》应指《内经》，但部分内容与《内经》不一致，后文会讨论。"至"指的是三阴（太阴、少阴、厥阴）和三阳（太阳、阳明、少阳）脉各主时的脉象。《素问·平人气象论》原文为："太阳脉至，洪大以长；少阳脉至，乍数乍疏，乍短乍长；阳明脉至，浮大而短。"《素

问·至真要大论》原文为："厥阴之至其脉弦，少阴之至其脉钩，太阴之至其脉沉；少阳之至大而浮，阳明之至短而涩，太阳之至大而长。"所以，三阴三阳脉主时的脉象，即是各自脉象最旺盛的时候，称为"王脉"。王就是"旺盛"的意思。

第二个问题是三阴三阳脉分别在哪个月到达最旺盛的时候，又分别持续多久。对于这个问题，《七难》与《内经》采用了相同的"天以六六为节"，即6个60天，一年360天的算法。《内经》三阴三阳时序为"少阳之右，阳明治之；阳明之右，太阳治之；太阳之右，厥阴治之；厥阴之右，少阴治之；少阴之右，太阴治之；太阴之右，少阳治之"，见图4。

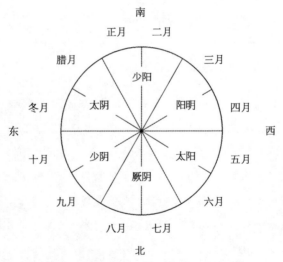

图4 《素问·六微旨大论》时序示意图

图5大概体现了《七难》的时序，很多中医初学者会对"左东右西"的方位产生疑难感。实际这是以坐北朝南为观察方向所作的方位图。中医讲的"左肝右肺"就是源于此方位图。要说明的是，一切以冬至之日起计算，本图只是大致示意图。

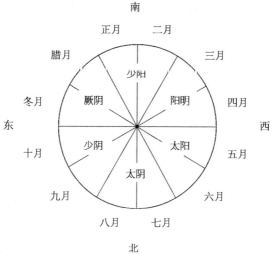

图5 《难经·七难》时序示意图

[释难] 冬至之后的甲子，也就是60天，是天地之间阳气最少，将要开始升发的时候。所以，这个时候阳气少，称为少阳。这60天（实际还有零头，此处不讨论，下同），就是少阳最旺盛的时候，大家熟悉的春发就在这个时候。但是由于少阳的阳气太少，所以其脉象"乍大乍小，乍短乍长"，好比刚刚生起的火苗，闪闪烁烁的样子。

复得甲子，又过60天，天地之间阳气增加，如果少阳是"一支光"的亮度，那么阳明可能就是明如观火，可以感觉到明亮的意思，故称阳明。这个时候的脉"浮大而短"，就说明在有限范围内已经足够大。

复得甲子，再过60天，太阳旺盛。这个时候，天地间阳气最充盛，好比是自然界的太阳，此时，脉象"洪大而长"，一派充盛的状态。

按照《内经》时序，太阳之后是"厥阴、少阴、太阴"，而《七难》的时序是"太阴、少阴、厥阴"。因此，《七难》引述的《经》的来源可能不是现代我们看到的《内经》。而且，《素问·平人气象论》的脉象只论述了"少阳、阳明、太阳"，缺少三阴的论述。这里结合历法的知识，笔者认为《难经》编写的时候，编写者看到了原始面貌的《内经》，用了尚未统一的历法。比如20世纪80年代发现的"十月太阳历"（有学者认为这就是先秦历书《夏小正》），太阳之后是太阴（这可能就是为什么一年五季中有长夏）。《内经》采取阴阳合历的历法，很可能当时全国南北历法尚未完全统一，于是《内经》同时包含四季和五季两个系统。《素问·平人气象论》三阴的王脉缺失也可能与此有关。阐述这些，就是要告诉读者，《七难》中太阳后是太阴，而《内经》中已经调整为厥阴。

按"太阴、少阴、厥阴"的时序做介绍。再往后60天，太阴主时，这个时候，由于阳气的风头刚过，余威还在，所以脉象"紧大而长"。阳气开始衰少，最外面的火力不够，于是火焰不再那么散发，而是出现了紧的感觉。但由于阳还是占了主导，因此大和长的脉势没有改变。再往后60天，少阴主时，这个时候，阴气盛阳气衰，出现"紧细而微"脉象，好比是火头变窄了，所以呈现细微的脉势。再往后60天，厥阴主时，这个时候阴气盛强阳气微弱，脉象"沉短而敦"，敦是沉重的意思，表示脉位沉。其后，便是新的一轮循环。

综合起来看，《内经》时序与《七难》不同，但《素问·至真要大论》的三阴主时的脉象与《七难》意思相通。

表3 《七难》时序与主脉

时 序		主 脉		
《素问·六微旨大论》	《七难》	《七难》	《素问·平人气象论》	《素问·至真要大论》
	少 阳	乍大乍小，乍短乍长	乍数乍疏，乍短乍长	大而浮
	阳 明	浮大而短	浮大而短	短而涩
	太 阳	洪大而长	洪大以长	大而长
厥 阴	太 阴	紧大而长	阙 如	其脉弦
少 阴	少 阴	紧细而微	阙 如	其脉钩
太 阴	厥 阴	沉短而敦	阙 如	其脉沉

八 难

《八难》讨论了生气之原，原文：

▷ 曰：寸口脉平而死者，何谓也？

▷ 然：诸十二经脉者，皆系于生气之原。所谓生气之原者，谓十二经之根本也，谓肾间动气也。此五脏六腑之本，十二经脉之根，呼吸之门，三焦之原。一名守邪之神。故气者，人之根本也，根绝则茎叶枯矣。寸口脉平而死者，生气独绝于内也。

[通解]《八难》提问切到平常的脉象，但人已经出现了致命的危象，这是什么道理？解释说，十二条经脉（手与足各有三阴三阳共计十二经），都维系于生气的本源，即十二经的根本，也就是在两肾之间的生命原动力。它是五脏六腑的本源，是十二经脉的根系所在，是呼吸出入的界限，是上中下三焦的本源。它又被称为保护人体免受病邪侵袭的正神。因此，肾间的动气就是人的根本，如同植物一般，根的功能停止，则茎与叶都会枯萎。所以说，寸口脉象平常，但人内部的生气已经停止，就是死亡的危象。

[释难] 本篇理解的难点是新名词太多。再举两个例子参照，一个是干花，外在很美，却已然没有了生机；一个是"千里之堤溃于蚁穴"这个成语，看上去堤坝很稳固，但是内部已然瓦解。

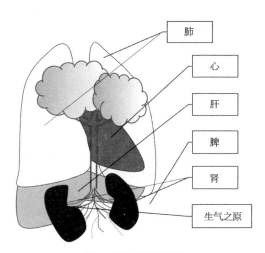

肺

心

肝

脾

肾

生气之原

图6　生气之原示意图

图6中，五脏采用了五行对应的主色，肾为水，色黑，人体生长的原动力在肾间，就是水中。将人体比作一棵植物的话，根、本、本源就在这个位置。这个位置就是生命之树汲取水、营养的源头。所以，一旦这个位置出了问题，生命之树就失去了营养的源泉，即便外在看上去仍处于平常状态，实则已经处于危象而接近死亡。

九

《九难》论述通过脉象分辨脏病或腑病，原文：

► 曰：何以别知脏腑之病耶？

► 然：数者腑也，迟者脏也。数则为热，迟则为寒。诸阳为热，诸阴为寒。故以别知脏腑之病也。

[通解]《九难》提问如何分辨脏病还是腑病。解释说，如果脉象是数（快）的，就是腑病；如果脉象是迟（慢）的就是脏病。数和迟的脉象是病脉，并非正常脉，是从脉搏速度的维度评估脉象。前几难讨论的脉象主要是深度——浮沉，长度——长短，流利度——滑涩。那么，平常人正常的脉率是怎样的呢？《素问·平人气象论》说："人一呼脉再动，一吸脉亦再动，呼吸定息，脉五动。"也就是说，呼气脉动两次，吸气脉动两次，呼吸中的间隔，脉动一次，合计脉动五次。后世定义，一次呼吸脉四到五次搏动，为常脉。这就是脉象在速度上的标准。一般来说，快于这个速度为数脉，慢于这个速度为迟脉。

表4　《九难》脉速率对照

迟 脉	平 脉	数 脉
一息不足四至	一息四到五至	一息五至以上

经文接着解释数脉是热，迟脉是寒。意思是说，数脉是诊断人有热的情况，而迟脉是诊断人有寒的情况。这个不难理解，热的时候，人脉搏跳动加快。还有一类人手足寒冷，他们的脉象就是偏慢的。进而经文说各种阳是热，各种阴是寒。这里的阴和阳，主要是指人体脏腑，即《灵枢·寿夭刚柔》云："五脏为阴，六腑为阳。"所以，原文的意思是六腑属阳，是热的性质；五脏属阴，是寒的性质。

[释难] 由此阐明了《九难》的推导逻辑："五脏属阴，为寒的性质，迟脉主寒，所以迟脉可以反映五脏的病变。"同理，"数脉可以反映六腑的病变"。那么，有人要说，这个诊断是否和医疗实际相吻合呢？应该说，这是总体分类性质的把握，不能反映所有的脏病与腑病，其意义在于腑病比较轻，脏病比较重，诚如《素问·三部九候论》所说："其脉疾者不病，其脉迟者病"，通过数脉与迟脉反映病情轻重的基本情况，还是符合医疗实际的。

表5　《九难》脏腑与迟数脉病情关系

性　质	脏　腑	脉　象	病　性
阴	五脏	迟脉	重
阳	六腑	数脉	轻

十 难

《十难》讨论脉的变化，原文：

▶ 曰：一脉为十变者，何谓也？

▶ 然：五邪刚柔相逢之意也。假令心脉急甚者，肝邪干心也。心脉微急者，胆邪干小肠也。心脉大甚者，心邪自干心也。心脉微大者，小肠邪自干小肠也。心脉缓甚者，脾邪干心也。心脉微缓者，胃邪干小肠也。心脉涩甚者，肺邪干心也。心脉微涩者，大肠邪干小肠也。心脉沉甚者，肾邪干心也。心脉微沉者，膀胱邪干小肠也。五脏各有刚柔邪？故令一脉辄变为十也。

[通解]《十难》提问一脏的脉象有十种变化，如何认识呢？解释道：五种致病的病邪分为刚柔两类，合而为十种变化。比如心的脉象十分急，是由于肝的病邪克伐了心；如果心的脉象略微有点急，则是胆的病邪克伐了小肠。如果心的脉象十分大，是心自己的病邪克伐了自身；如果心的脉象略微大，则是小肠的病邪克伐了小肠自身。如果心的脉象十分弛缓，是脾的病邪克伐了心；心的脉象略微缓，则是胃的病邪克伐了小肠。如果心的脉象十分艰涩，是肺的病邪克伐了心，如果心的脉象略微艰涩，是大肠的病邪克伐了小肠。如果心的脉象十分沉，是肾的脉象克伐了心，如果心的脉象轻微沉，是膀胱的病邪克伐了小肠。五脏各有刚柔不同的病邪，一脏的脉象会出现十种变化。经文以心脏举例说明，其余四脏也是这个道理。

[延伸] 从《十难》的推论逻辑还可知，五脏的病邪克伐脏，表现出的脉象多是"甚"，对应刚，也就是程度重；而六腑的病邪克伐脏对应的腑，表现出的脉象多是"微"，对应柔，也就是程度轻。

表6 《十难》脏腑刚柔脉关系

病邪来源	脏腑属性	脉 象	克伐关系
肝	脏	急甚	肝邪干心
胆	腑	微急	胆邪干小肠
心	脏	大甚	心邪自干心
小肠	腑	微大	小肠邪自干小肠
脾	脏	缓甚	脾邪干心
胃	腑	微缓	胃邪干小肠
肺	脏	涩甚	肺邪干心

（续表）

病邪来源	脏腑属性	脉 象	克伐关系
大肠	腑	微涩	大肠邪干小肠
肾	脏	沉甚	肾邪干心
膀胱	腑	微沉	膀胱邪干小肠

十一  难

《十一难》讨论切脉出现停搏的问题，原文：

▶ 曰：《经》言脉不满五十动而一止，一脏无气者，何脏也？

▶ 然：人吸者随阴入，呼者因阳出。今吸不能至肾，至肝而还。故知一脏无气者，肾气先尽也。

[通解]《十一难》提问《内经》说切脉时搏动不到五十次出现一次停止，是一个脏无气，那指的是哪个脏呢？解释说，人吸气时，气随阴入体内，呼气时气随阳出体外。而现在吸气不够深，不能到达肾的位置，在到肝的时候，就要呼出，所以知道这是指肾气先绝。《四难》就提到过吸入肾与肝。人有五个脏，呼吸时，每个脏应该满十次脉搏，则说明五脏都接受到了呼吸的清气。这也就是《灵枢·根结》所说："五脏皆受气，持其脉口，数其至也。五十动而不一代者，五脏皆受气。"提问针对不满五十次脉搏出现一次停搏的情况进行了重点讨论，之所以会有这个提问，主要是因为《灵枢·根结》中只写到"四十动一代者，一脏无气"，但并未具体说明是哪个脏。

[释难] 为什么不满五十至停一次，是肾出现问题呢？这就要联系《五难》脉位的深度，"按之至骨……肾部也"，这就说明肾的部位最深，清气不能充满五脏首先不能满足位置最深的肾。那么，按照这个逻辑，我们看

《灵枢·根结》的后面两句话，"三十动一代者，二脏无气。二十动一代者，三脏无气"，读者可以分析一下，三十动出现一代，二脏无气，指的是哪二脏？ 二十动一代，三脏无气，指的是哪三脏？

[延伸]《十一难》的这个解释指导性启示是，如果您初次看病，要评价医生切脉是否标准，可以看其是否切脉满五十个搏动。那么如何看是否满五十个搏动呢？ 根据《九难》我们知道，医生一次呼吸病人脉动4 ～ 5次，因此，相当于医生有10个呼吸的时间。凭借此条，您可以从时间上大致判断医生切脉的标准与否。

十二 难

《十二难》讨论的是五脏脉绝的误治，原文：

▶ 曰：《经》言五脏脉已绝于内，用针者反实其外。五脏脉已绝于外，用针者反实其内。内外之绝，何以别之？

▶ 然：五脏脉已绝于内者，肾肝气已绝于内也，而医反补其心肺。五脏脉已绝于外者，其心肺脉已绝于外也，而医反补其肾肝。阳绝补阴，阴绝补阳，是谓实实虚虚，损不足益有余。如此死者，医杀之耳。

[通解]《十二难》是对《灵枢·九针十二原》和《灵枢·小针解》相关五脏脉绝内容的提问。原文只说："所谓五脏之气已绝于内者，脉口气内绝不至，反取其外之病处，与阳经之合，有留针以致阳气，阳气至则内重竭，重竭则死矣；所谓五脏之气，已绝于外者，脉口气外绝不至，反取其四末之输，有留针以致其阴气，阴气至则阳气反入，入则逆，逆则死矣。"

从这个提问可以看出，当时五脏脉绝的现象已经在医疗实践中发生，但是对于绝于内和绝于外究竟如何理解还有存疑。解释说，五脏脉绝于内指的是肾和肝的气已经内绝，五脏脉绝于外是指心肺两脏气绝。但医者对于绝于内者，却是用针刺的补法治其外在的心与肺；对于绝于外者，用针刺的补法治其内在的肾与肝。那么，这样的治法为什么会导致病人死亡呢？

后文分析道，绝于内，是阴不足，而采用补阳的方法治疗，就会使得原本已经不足的阴处于亡绝的境地，这就是"阴绝补阳"。同理，绝于外，是阳不足，而采用补阴的方法治疗，就会使得原本已经不足的阳处于亡绝的境地，这就是"阳绝补阴"。这就是所谓的实实虚虚，也就是使实的更实，使虚的更虚，中医最忌讳犯这种错误。

[延伸] 不过自古以来，这样的医生也是有的。所谓"人参杀人无过"，其本质也是医生妄用补药使实证病人更实。因此，《十二难》将病人这种死亡原因，归因为"医杀"。当前社会上一些人打着中医旗号，行"医杀"之实，还污损中医的名声。这类情况应该尽早禁绝。

十三 难

《十三难》讨论色与脉的关系，原文：

▶ 曰：《经》言见其色而不得其脉，反得相胜之脉者，即死。得相生之脉者，病即自己。色之与脉，当参相应，为之奈何？

▶ 然：五脏有五色，皆见于面，亦当与寸口尺内相应。假令色青，其脉当弦而急；色赤，其脉浮大而散；色黄，其脉中缓而大；色白，其脉浮涩而短；色黑，其脉沉濡而滑。此所谓五色之与脉，当参相应也。脉数，尺之皮肤亦数；脉急，尺之皮肤亦急；脉缓，尺之皮肤亦缓；脉涩，尺之皮肤亦涩；脉滑，尺之皮肤亦滑。

五脏各有声色臭味，当与寸口尺内相应，其不相应者病也。假令色青，其脉浮涩而短，若大而缓为相胜；浮大而散，若小而滑为相生也。

《经》言：知一为下工，知二为中工，知三为上工。上工者十全九，中工者十全八，下工者十全六。此之谓也。

[通解]《内经》提出见到五行主色的外在，却不见与五行相应的脉象，而且切脉摸到了相克一行的脉象，那就意味着病重；如果切脉摸到的是相生一行的脉象，则病还可以治愈。那么，脉象与外在的主色如何判断呢？

这个问题来自《灵枢·邪气脏腑病形》，原文：“见其色而不得其脉，反得其相胜之脉，则死矣；得其相生之脉，则病已矣。”看来这句经文在古时是一个需要讨论的难点问题。为什么这么说呢？主要是因为这句经文的上文，黄帝说道：“余闻之，见其色，知其病，命曰明。按其脉，知其病，命曰神。问其病，知其处，命曰工。余愿闻见而知之，按而得之，问而极之，为之奈何？”可见，黄帝是对望诊、切诊、问诊的妙处感到神奇，想掌握这个方法。于是，出现望诊与脉诊不相符的情况，如何分辨，就有了这个难点问题。

来看解答是如何说的：五脏有分属与五行相应的颜色，应该和寸口的寸尺两部脉象（《一难》《二难》）一致。先看正常状态。

表7 《十三难》五脏五行色脉对应

五　　行	面部的色	对应的脉	相关脏腑
木	青	弦而急	肝
火	赤	浮大而散	心
土	黄	中缓而大	脾
金	白	浮涩而短	肺
水	黑	沉濡而滑	肾

经文中的脉象都在之前的《四难》出现过。表7中归纳的就是五色与脉象对应的情况。后面的一段经文论述的是脉象与皮肤关联的情况。脉象的数、急、缓、涩、滑，应与尺部皮肤的数、急、缓、涩、滑一一对应。

这里再复习一下《二难》：从关到肘部是尺内，这个范围的皮肤应与脉象一致。五脏与色脉对应的情况在《素问·五脏生成》中亦有论述。随后，进一步说到五脏各有与五行对应的声、色、臭、味。举例说明：肝脏的声是呼，色是苍，臭是臊，味是酸。而且这些在健康状态下，与寸口和尺内是相应的。如果出现不相应的状态，就是病理变化。

后文对应发问人的疑惑，列举了肝脏的例子，经文说，如果面部颜色是青，那么对应的健康脉象应该是弦而急，但是现在出现了浮涩而短的脉，即肺脏的主脉，提示色脉不和（脉属金，色属木，金克木）是脉胜色；如果面色青，但出现了大而缓的脉象，即脾脏主脉，提示色脉不和（脉属土，色属木，木克土）是色胜脉。这两种情况都是提问中所说的"反得相胜之脉"，意味着病重。

如果面色青，但脉浮大而散，即心脉，由于肝木生心火，提示色生脉；如果面色青，但出现了小而滑的脉象，即肾脉，肾水生肝木，提示脉生色。这两种情况都是提问中的"得相生之脉"，意味着病可以自愈。

[延伸]《灵枢·邪气脏腑病形》有对医生的评价方式："色脉形肉，不得相失也。故知一则为工，知二则为神，知三则神且明矣"，就是在色、脉、尺肤三个方面都知晓的，称为上工，知道两个方面的称为中工，知道一个方面的为下工。拥有上工水平的，看十个病人可以治愈九个；中工水平的，看十个病人可以治愈七个；下工水平的，看十个病人可以治愈六个。

十四 难

《十四难》论述了通过脉率判断病情轻重，经文较长，分五个部分解读：

▶ 其一曰：脉有损、至，何谓也？

▶ 然：至之脉，一呼再至曰平，三至曰离经，四至曰夺精，五至曰死，六至曰命绝。此至之脉也。何谓损？一呼一至曰离经，再呼一至曰夺精，三呼一至曰死，四呼一至曰命绝。此损之脉也。至脉从下上，损脉从上下也。

[通解] 《十四难》发现脉有损和至的差异，但不知具体情况。其实这个情况在《九难》曾涉及。解释说，至就是到的意思，医生一个呼气病人脉搏动两次称为平常的脉象；搏动三次称为离经（脱离正常经脉）的脉象；搏动四次称为夺精（精亏损）的脉象；搏动五次称为死脉（病重欲至丧命）的脉象；搏动六次称命绝（危在旦夕随时身亡）的脉象。前面是至脉（脉率快于常态）的情况。

后面讨论损脉（脉率慢于常态）的情况。一个呼气脉搏动一次称为离经脉，两次呼气搏动一次称为夺精；三次呼气搏动一次是死脉，四次呼气搏动一次为命绝脉。至脉的病是从下焦（肝肾）往上焦（心肺）发展，损脉的病是从上焦往下焦发展。

表8 《十四难》脉象

平　脉	离经脉	夺精脉	死　脉	命绝脉
一呼再至	一呼三至	一呼四至	一呼五至	一呼六至
	一呼一至	再呼一至	三呼一至	四呼一至

[延伸] 强调一下，每个人的呼吸不一样，如果心率按60次/分计，至脉对应的病证发展到死脉时心率将达到150次/分，这是休克征象。

▶ 其二：损脉之为病奈何？

▶ 然：一损损于皮毛，皮聚而毛落；二损损于血脉，血脉虚少，不能荣于五脏六腑；三损损于肌肉，肌肉消瘦，饮食不能为肌肤；四损损于筋，筋缓不能自收持；五损损于骨，骨痿不能起于床。反此者，至于收病也。从上下者，骨痿不能起于床者死；从下上者，皮聚而毛落者死。

[**通解**] 进一步就损脉所主的病进行提问。解释说，一损损在皮毛，皮肤收紧汗毛脱落；二损损在血脉，血脉亏虚，不能为五脏六腑提供营养；三损损在肌肉，形体消瘦，饮食不能供养肌肤；四损损在筋，筋松弛不能发力，五损损在骨，骨骼枯萎只能卧床不起。此顺序依次为肺、心、脾、肝、肾，即前述"损脉从上下也"。如果顺序是相反的，就是至脉所主的病。损脉从上到下发展，终于骨骼枯萎而卧床不起。至脉是从下到上发展，终于皮肤收紧汗毛脱落。

表9 《十四难》损脉至脉主病

损 脉	部 位	对应脏	表 现	至 脉
一损	皮毛	肺	皮聚而毛落	五至
二损	血脉	心	血脉虚少，不能荣于五脏六腑	四至
三损	肌肉	脾	肌肉消瘦，饮食不能为肌肤	三至
四损	筋	肝	筋缓不能自收持	二至
五损	骨	肾	骨痿不能起于床。反此者，至脉之病也	一至

▶ 其三：治损之法奈何？

▶ 然：损其肺者，益其气；损其心者，调其荣卫；损其脾者，调其饮食，适其寒温；损其肝者，缓其中；损其肾者，益其精。此治损之法也。

[**通解**] 进而又提问，对损脉所主的病怎么治疗呢？答道损伤肺（皮毛）的，通过益气来治疗；损伤心（血脉）的，通过调营卫来治疗；损伤脾（肌肉）的，通过调整饮食，并根据季节选择合适的寒温性质的食物；损伤肝（筋）的，用（甘味）缓和方法治疗；损伤肾（骨）的，通过填补精来治疗。以上就是治疗损脉主病的方法。损就是不足，所以治疗以补为主。

表10　《十四难》损脉治法

损　脉	脏	治　法
一损	肺	益其气
二损	心	调其荣卫
三损	脾	调饮食，适寒温
四损	肝	缓其中
五损	肾	益其精

▶ 其四：脉有一呼再至，一吸再至；有一呼三至，一吸三至；有一呼四至，一吸四至；有一呼五至，一吸五至；有一呼六至，一吸六至；有一呼一至，一吸一至；有再呼一至，再吸一至；有呼吸再至。脉来如此，何以别知其病也？

▶ 然：脉来一呼再至，一吸再至，不大不小，曰平。一呼三至，一吸三至，为适得病，前大后小，即头痛目眩，前小后大，即胸满短气。一呼四至，一吸四至，病欲甚，脉洪大者，苦烦满，沉细者，腹中痛，滑者伤热，涩者中雾露。一呼五至，一吸五至，其人当困，沉细夜加，浮大昼加，不大不小，虽困可治；其有大小者，为难治。一呼六至，一吸六至，为死脉也，沉细夜死，浮大昼死。一呼一至，一吸一至，名曰损，人虽能行，犹当着床，所以然者，血气皆不足故也；再呼一至，再吸一至，名曰无魂，无魂者当死也，人虽能行，名曰行尸。

[通解] 进一步提问说脉象有一呼一吸各两次搏动、三次搏动、四次搏动、五次搏动、六次搏动；也有一呼一吸各一次搏动，二呼二息各一次搏动；有一呼一吸两次搏动。如何区别他们所主的病呢？

解释说，脉一呼一吸各有两次搏动，是正常的脉。一呼一吸各三次搏动，是刚刚得病，如果寸部大，尺部小，就是头痛、目眩的病；如果是寸部小，尺部大，就是胸满、短气的病。一呼一吸各四次搏动，是病要严重，如果脉洪大，是烦满；如果脉沉细，是腹中痛；如果脉滑，是热病；如果脉涩，是伤于外湿。一呼一吸各五次搏动，病情困难，严重，如果脉沉细的，夜里疾病会加重；如果脉浮大的，白天会加重；如果脉不大不小比较平均的，即便病证复杂，也还是可以治疗的；如果脉一会儿大一会儿小的，就属于难治。一呼一吸各六次搏动，是要死的脉象，如果沉细，那么会在夜间死；如果浮大，那么会在白天死。一呼一吸各一次搏动，是损脉，这样的人虽然可以走路，但是更需要卧床，因为气血都不足。二呼二吸各一次搏动，是无魂脉（魂是每个人神明中阳性的部分，无魂脉意思精神功能衰退的脉），人无阳则当绝，虽然还可以走，但与行尸无异。

▶ 其五：上部有脉，下部无脉，其人当吐，不吐者死。上部无脉，下部有脉，虽困无能为害。所以然者，譬如人之有尺，树之有根，枝叶虽枯槁，根本将自生。脉有根本，人有元气，故知不死。

[通解] 进一步解释说，寸部有脉，尺部无脉，是气在上，人应该会吐，吐不出的属病重。寸部无脉，尺部有脉，虽然病证复杂，但不至于危及性命。这是因为，人有尺脉，就好比树有根，枝叶虽然枯萎，只要根还是在，稍加时日，可以自行恢复。脉有根本，人就有元气，所以不会死。

[延伸]《十四难》的论述比较细致，与医疗实践吻合。多年前，在医院心脏监护室，笔者负责的一位老先生心率34～38次/分，手足冰凉，也能走动，但主要是卧床休息。老人家不愿意安装起搏器，阳气又不足，无力推动心脏的搏动。这似乎与一呼一至、一吸一至的描述十分吻合。

另外，第四部分和之前的解释可能是《难经》成文时期前，不同时间点的答复，内容上有交叉。可能第四部分的回答比较新，编撰人不愿意删去之前的内容，所以共同列入《十四难》，才有了如今这么长的篇幅。

十五 难

《十五难》论述脉象与季节相应的变化，原文较长，分六个部分解读：

▶ 其一曰：《经》言春脉弦，夏脉钩，秋脉毛，冬脉石。是王脉耶？将病脉也？

▶ 然：弦、钩、毛、石者，四时之脉也。

春脉弦者，肝东方木也，万物始生，未有枝叶，故其脉之来，濡弱而长，故曰弦。

夏脉钩者，心南方火也，万物之所茂，垂枝布叶，皆下曲如钩，故其脉之来，来疾去迟，故曰钩。

秋脉毛者，肺西方金也，万物之所终，草木华叶，皆秋而落，其枝独在，若毫毛也。故其脉之来，轻虚以浮，故曰毛。

冬脉石者，肾北方水也，万物之所藏也，盛冬之时，水凝如石，故其脉之来，沉濡而滑，故曰石。此四时之脉也。

[通解] 提问者发现《内经》中《素问·评人气象论》和《素问·玉机真脏论》四季脉的差异，但不能区分春脉弦、夏脉钩、秋脉毛和冬脉石是王脉（参阅《七难》）还是病态脉象。解释说，弦、钩、毛、石是四季的主脉，即王脉。

春季脉弦，是因为肝在五行属于东方木，万物开始生发的时节，尚未有枝叶，所以脉濡弱而长，称为弦。

夏季脉钩，是因为心属于南方火，万物茂盛，叶满而枝重下垂，形态下坠似钩，所以夏季的脉势来的时候快去的时候慢，称为钩。

秋季脉毛，是因为肺属于西方金，万物生长的终点，草木花叶在秋季都落下，只有枝条单独存在，只像毫毛般衰少，所以秋季脉势轻、无力、浮在上，称为毛。

冬季脉石，是因为肾属于北方水，万物蛰伏为来年春天蓄势待发，盛冬时节，水亦凝结，所以冬季脉势沉、濡、滑，称为石。这就是按照草木规律描述的四季王脉。

表11 《十五难》四季王脉的脉象

四 季	王 脉	脉 象
春	弦	濡弱而长
夏	钩	来疾去迟
秋	毛	轻虚以浮
冬	石	沉濡而滑

▶ 其二：如有变奈何？然：春脉弦，反者为病。何谓反？

▶ 然：其气来实强，是谓太过，病在外；气来虚微，是谓不及，病在内。气来厌厌聂聂，如循榆叶曰平；益实而滑，如循长竿曰病；急而劲益强，如新张弓弦曰死。春脉微弦曰平；弦多胃气少曰病；但弦无胃气曰死，春以胃气为本。

[通解] 四季脉如果有变化怎么理解？解释说，春季脉象应弦，违反这个规律的就是病脉。那什么是违反呢？解释说，春季脉势来的时候实而强，称为太过，提示病在身体外部。脉势无力而微小，称为不及，提示病在身体内部。脉势（厌厌聂聂）濡弱而长像触摸榆树叶般，称为正常脉。如果较之更有实而滑，像摸长杆的感觉是病脉。如脉急而且有力更强，像张开的弓弦那样硬称为死脉。也就是说，春脉微弦是正常脉，弦而不柔和称为"弦多胃气少"，是病脉；只有弦而毫无柔和感觉，就是"但弦无胃气"，是死脉，春季以胃气为本。

▶ 其三：夏脉钩，反者为病。何谓反？

▶ 然：其气来实强，是谓太过，病在外；气来虚微，是谓不及，病在内。其脉来累累如环，如循琅玕日平；来而益数，如鸡举足者日病；前曲后居，如操带钩日死。夏脉微钩日平，钩多胃气少日病，但钩无胃气日死。夏以胃气为本。

[通解] 违反夏季脉钩的原则称为病，是指怎样的情况呢？解释说，夏季脉势实强，是太过，提示病在身体外部；脉势无力而微小，是不及，提示病在身体内部。夏季脉势如同一颗颗玉珠，摸着像圆润的玉石，称为正常脉。脉势更偏快的，像鸡走路般（快而不柔和）是病脉。脉势来的时候有圆动的感觉随后僵直，如同握着铜质的带钩（系腰带的扣）的感觉，就是死脉。也就是说，夏脉微钩是正常脉，钩多而不柔和像鸡走路般，就是胃气少的病脉，只有钩而毫无柔和感，像握着铜质的带钩，就是死脉。夏季以胃气为本。

▶ 其四：秋脉毛，反者为病。何谓反？

▶ 然：其气来实强，是谓太过，病在外；气来虚微，是谓不及，病在内。其脉来蔼蔼如车盖，按之益大日平；不上不下，如循鸡羽日病；按之萧索，如风吹毛日死。秋脉微毛日平，毛多胃气少日病，但毛无胃气，日死。秋以胃气为本。

[通解] 秋季的脉象违反毛的规律是怎样的情况？解释说，秋季脉势实强，是太过，提示病在身体外部；脉势无力而微小，是不及，提示病在身体内部。脉势盛大像车子的顶棚，摸脉有大的感觉是正常脉。脉位不浮不沉，像摸鸡的羽毛（较毫毛硬）是病脉。如果摸脉稀疏无生机，像风吹毫毛那样散乱，就是死脉。也就是说，秋脉微毛（轻虚浮）是正常脉象，轻虚而不浮不沉就是病脉，轻虚至乱风吹散就是死脉。秋季以胃气为本。

▶ 其五：冬脉石，反者为病。何谓反？

▶ 然：其气来实强，是谓太过，病在外；气来虚微，是谓不及，病在内。脉来上大下兑，濡滑如雀之喙，日平；啄啄连属，其中微曲，日病；

来如解索，去如弹石，曰死。冬脉微石，曰平，石多胃气少，曰病；但石无胃气，曰死。冬以胃气为本。

[通解] 冬季的脉象违反石的规律是怎样的情况？解释说：冬季脉势实强，是太过，提示病在身体外部；脉势无力而微小，是不及，提示病在身体内部。脉势开头大收尾锐小，濡滑像鸟喙是正常脉。像雀鸟啄食连续不断而中间有轻微似停顿是病脉。脉势来的时候像解开绳索般先紧后散，去的时候像弹射石头般劲大而快，是死脉。也就是说，冬脉沉濡滑是正常脉；濡滑中偶有涩滞是病脉；脉势紧散劲快毫无柔和之象是死脉。冬季以胃气为本。

表 12 《十五难》四季脉象特征

四季	脏	平　脉	病　脉	死　脉
春	肝	气来厌厌聂聂，如循榆叶	益实而滑，如循长竿	急而劲益强，如新张弓弦
夏	心	脉来累累如环，如循琅玕	来而益数，如鸡举足	前曲后居，如操带钩
秋	肺	脉来蔼蔼如车盖，按之益大	不上不下，如循鸡羽	按之萧索，如风吹毛
冬	肾	脉来上大下兑，濡滑如雀之喙	啄啄连属，其中微曲	来如解索，去如弹石

▶ 其六：胃者，水谷之海，主禀。四时皆以胃气为本，是谓四时之变病，死生之要会也。脾者，中州也，其平和不可得见，衰乃见耳。来如雀之啄，如水之下漏，是脾衰之见也。

[通解] 根据《内经》，胃是水谷之海，主要为人体提供能量。四季都以胃气为根本，这就是四季脉象疾病变化，人体疾病死生的关键。脾位居中央，平和之时，并不见其脉，脾气衰少方可出现。如果脉象来的时候像雀鸟啄食，像漏水滴下来的时候艰涩去的时候快，就是脾气衰败的象（也

就是之前提到过的真脏脉）。

十六 难

《十六难》重点讨论五脏内外证，原文较长，分两个部分：

▶ 其一曰：脉有三部九候，有阴阳，有轻重，有六十首，一脉变为四时，离圣久远，各自是其法，何以别之？然：是其病，有内外证。其病为之奈何？然：假令得肝脉，其外证：善洁，面青，善怒；其内证：脐左有动气，按之牢若痛；其病：四肢满，闭淋，溲便难，转筋。有是者肝也，无是者非也。

[通解] 根据《素问·三部九候论》，脉象分三部九候，有阴阳两部（《二难》寸为阳，尺为阴），有轻重（《五难》分轻重）。有六十首，在《素问·方盛衰论》有"持诊之道，先后阴阳而持之，奇恒之势，乃六十首"之句，先后阴阳就是前文的"有阴阳"，奇恒之势乃六十首在《四库全书》中注释为一本已经失传的《奇恒势》脉书。推测是六十种不同主病的脉象。脉象在四时有各不相同的表现。由于距离往圣创立脉法太过于久远，后世衍生的每个流派各有自己的脉法，怎么分辨哪种是脉法的本义呢？

解释并未回答关于三部九候的内容，而是说病有内证（脏腑症状，下同）和外证（外显的面色、情绪、行为等症状，下同）的区别。疑似此处有脱漏。关于三部九候的内容在《十八难》具体分析。于是提问人就承接上文问得病的内外证差异。解释说，如果切脉为肝脉，那么外部证候应是倾向于有保持清洁的冲动（或可认为是一种情志疾病的强迫清洁行为），面色是青的，容易有发怒的冲动。内部证候是肚脐的肝脏一侧（参见《七难》的方位图）有气机失常的病理变化表现，按压质地坚硬而疼痛。主要症状还有四肢胀满、小便困难，大便不通，抽搐。有上述这些表现的是肝的病，没有这些症状的则不是。

▶ **其二**：假令得心脉，其列证：面病，口干，喜笑；其内证：脐上有动气，按之牢若痛。其病，烦心、心痛，掌中热而哕。有是者心也，无是者非也。假令得脾脉，其外证：面黄，善噫，善思，善味；其内证：当脐有动气，按之牢若痛；其病，腹胀满，食不消，体重节痛，怠惰嗜卧，四肢不收。有是者脾也，无是者非也。假令得肺脉，其外证：面白，善嚏，悲愁不乐，欲哭；其内证：脐右有动气，按之牢若痛；其病：喘咳，洒渐寒热。有是者肺也，无是者非也。假令得肾脉，其外证：面黑，善恐欠；其内证：脐下有动气，按之牢若痛。其病：逆气，小腹急痛，泄如下重，足胫寒而逆。有是者肾也，无是者非也。

[通解] 如果得心脉，外证面部发红，口渴，容易有笑的冲动；内证是肚脐上方有气机失常的病理改变，按压硬而痛。症状还有心烦、心痛，手掌发热而哕（泛呕的感觉）。有这些表现的是心的病，没有则不是。

如果得脾脉，外证面色发黄，容易有嗳气（胃中气出）的表现，容易陷入多思，容易有饮食的偏好。内证是肚脐正中有气机失常的病理改变，按压硬而痛。还有腹部胀满，饮食不消化，精神不能集中，思睡，四肢无力的症状。有这些症状的是脾的病，没有则不是。

如果得肺脉，外证面色发白，容易打喷嚏，忧愁不快乐，容易哭；内证是肚脐肝脏对侧有气机失常的病理改变，按之硬而痛。还有气喘咳嗽，恶寒发热的症状。有这些症状的是肺的病，没有则不是。

如果得肾脉，外证面色发黑、容易有恐惧的感觉和打哈欠的表现；其内证肚脐下部有气的病变。还有气上逆，泄泻肛门坠重，下肢从足向小腿逆冷的感觉。有这些症状的是肾，没有的则不是。此处所描述的情况类似《五十五难》的肾积奔豚，也与《素问·骨空论》所描述的"冲疝"病相似。

表13 《十六难》五脏内外证症状

脏	外 证	内 证	症 状
肝	善洁，面青，善怒	脐左有动气，按之牢若痛	四肢满，闭淋，溲便难，转筋
心	面赤，口干，喜笑	脐上有动气，按之牢若痛	烦心、心痛，掌中热而啘
脾	面黄，善噫，善思，善味	当脐有动气，按之牢若痛	腹胀满，食不消，体重节痛，怠惰嗜卧，四肢不收
肺	面白，善嚏，悲愁不乐，欲哭	脐右有动气，按之牢若痛	喘咳，洒淅寒热
肾	面黑，善恐欠	脐下有动气，按之牢若痛	逆气，小腹急痛，泄如下重，足胫寒而逆

可以看到，五脏病不只是形体症状，还有各脏精神心理症状。古人早就把人视为形神合一的整体。

十七 难

《十七难》讨论切脉判断死生，原文：

► 曰：《经》言病或有死，或有不治自愈，或连年月不已，其死生存亡，可切脉而知之耶？然：可尽知也。诊病若闭目不欲见人者，脉当得肝脉强急而长，反得肺脉浮短而涩者，死也。病若开目而渴，心下牢者，脉当得紧实而数，而反得沉涩而微者，死也。病若吐血，复鼽衄血者，脉当沉细，而反浮大而牢者，死也。病若谵言妄语，身当有热，脉当洪大，而反手足厥逆，脉沉细而微者，死也。病若大腹而泄者，脉当微细而涩；反紧大而滑者，死也。

[通解] 提问者阅读《内经》后，对是否可以通过切脉判断疾病会致死，或不治而自愈，或迁延日久而不能治愈产生了疑问。解释说，死、自

愈、长期不愈都可以通过切脉来知晓。

一、如果病人闭着眼不愿意见到人，因为肝开窍在目，所以切脉应当得到急而长的脉象。但是如果切脉是浮、短而不流利的肺脉，这就意味着是死症。这是金克木的死症。

二、如果病人睁眼而且口渴，心口或胃部有饱满、饱胀的感觉，那么切脉应该紧、实而且快，如果摸到了沉、不流利又微弱的脉就是死症。从口渴判断其人应有热，那么脉象应该是快的，但是反而出现了沉且不流利的微弱脉，这是阴阳不相应，提示是死症。

三、如果病人得吐血的病，而且又出鼻血，那么脉象应该沉细，但是切脉得到的是浮大而牢，阴在内逼阳外出，提示是死症。

四、如果病人神志不清，胡言乱语，应当发热，脉象应是洪大，但切诊手足皮肤寒冷，脉象沉细而微弱，这也是阴阳不相应的脉象，提示是死症。

五、如果病人腹胀大而有腹泻，脉应微细而不流利，切脉反而摸到紧张大而且流利的脉，表明真阴伤于内，阳气浮于外，提示是死脉。

[释难] 经文应该有脱漏，只论述了死脉，不治自愈、连年月不已的情况没有论述。也有可能是因为死症比较严重，更需要掌握而重点做了论述。经文第一点是一个提纲性质的内容，说的是五行相克的死症。其他四脏没有赘述。后四点的内容皆与重症或久病引起阴阳离决相关，提示为死症。

[延伸]《灵枢·玉版》"腹痛渴甚，是三逆也"，应该是本难第二点做论述的病情。《灵枢·玉版》"衄而不止，脉大，是三逆也"，应该是本难第三点所论述的病情。《素问·热论》"两感于寒者……腹满身热，不欲食谵言……六日死"，应该是本难第四点所论述的病情。《灵枢·玉版》"其腹大胀，四末清，脱形，泄甚，是一逆也"和《灵枢·五禁》"病泄，脉洪大，是二逆也"，两句经文应该是本难第五点所论述的病情。

十八 难

《十八难》讨论三部九候脉诊，原文分三部分解释：

▶ 其一曰：脉有三部，部有四经，手有太阴、阳明，足有太阳、少阴，为上下部，何谓也？然：手太阴、阳明金也，足少阴、太阳水也，金生水，水流下行而不能上，故在下部也。足厥阴、少阳木也，生手太阳、少阴火，火炎上行而不能下，故为上部。手心主、少阳火，生足太阴、阳明土，土主中宫，故在中部也。此皆五行子母更相生养者也。

[通解] 该提问是继《十六难》之后关于三部九候的又一次提问。这次的提问应该参阅了《素问·三部九候论》原文。提问说，脉有上中下三部，每部有四经，而又说手有太阴、阳明二经和足有太阳、少阴两经，分为上下两部，这如何理解呢？解释说：手太阴和阳明两经五行属金，足少阴和太阳两经五行属水，根据五行相生关系金生水，所以，水的特性是往下流，故在下而不能上，称为下部。足厥阴和少阳两经五行属木，根据五行相生关系木生火，所以生手太阳和少阴两条五行属火的经，火的性质是热而上行，不能往下，所以称为上部。手心主（厥阴）和少阳两经五行属火，生足太阴和阳明两条五行属土的经。土位于中宫，所以在中部。这都是根据五行相生的关系排列的。

▶ 其二：脉有三部九候，各何主之？然：三部者，寸、关、尺也。九候者，浮、中、沉也。上部法天，主胸上至头之有疾也；中部法人，主膈以下至脐之有疾也；下部法地，主脐以下至足之有疾也。审而刺之者也。

[通解] 提问三部九候脉，分别可以判断什么病？解释说：三部是指寸、关、尺；九候是指浮、中、沉。上部效法天，主胸部以上至头部的疾病。中部效法人，主膈以下到肚脐之间范围的疾病。下部效法地，主肚脐

以下到足底范围的疾病。辨析清楚之后可以用针刺的方法治疗。这段解释与《素问·三部九候论》并不一致。

表14　《素问·三部九候论》和《十八难》三部九候分布

	《素问·三部九候论》			《十八难》		
	天	地	人	浮	中	沉
上部	两额之动脉	两颊之动脉	耳前之动脉	寸	主胸上至头有疾	
中部	手太阴	手阳明	手少阴	关	主膈以下至脐之有疾	
下部	足厥阴	足少阴	足太阴	尺	主脐以下至足之有疾	

▶ 其三：人病有沉滞久积聚，可切脉而知之耶？然：诊病在右胁有积气，得肺脉，结脉，结甚则积甚，结微则气微。诊不得肺脉，而右胁有积气者，何也？然：肺脉虽不见，右手脉当沉伏。其外痼疾同法耶？将异也？然：结者，脉来去时一止，无常数，名曰结也。伏者，脉行筋下也。浮者，脉在肉上行也。左右表里，法皆如此。假令脉结伏者，内无积聚，脉浮结者，外无痼疾；有积聚脉不结伏，有痼疾脉不浮结。为脉不应病，病不应脉，是为死病也。

[通解] 有人患沉重气滞久而变为积聚一类的病证，是否可以通过切脉进行判断呢？解释说，诊病时右侧胁肋部有积聚一类病证，切脉时，可以摸到肺脉（浮短而涩），同时也有结脉出现；脉结程度重则提示积的病情重，如果结的程度不严重，那么表示疾病程度轻。如果诊不到肺脉，而右胁肋部有积聚一类的病证，是怎么回事呢？解释说，虽没有摸到肺脉，不过右手脉应当是沉伏之间。这一脉法在《金匮要略》中被继承下来，称"诸积大法，脉出左，积在左，脉出右，积在右"。

外部的慢性病证脉法也是如此吗？还是另有方法？解释说，脉结的意思是脉持续搏动中偶尔有一次停止，没有固定的次数。伏脉是脉在筋以下的部位（《五难》十二菽在筋）。浮脉是脉的部位在肉以上（《五难》三至六菽在皮毛与血脉）。无论积在左在右，在表在里，切脉的方法一致。

因此，正常情况应该为：脉结而伏，提示身内有积聚；脉浮而结，提示身体外部有慢性的重病。但是如果发生以下两种情况：一者，脉结而浮，却不见积聚或者脉浮而结，却不见外部慢性重症的情况；二者，有积聚却不见结而伏的脉，或者有外部慢性重病却不见浮而结的脉，即为脉象与疾病不相应的表现，提示疾病严重，属于死症。

十九 难

《十九难》讨论男女脉势强弱与疾病关系，原文：

▶ 曰：《经》言脉有逆顺，男女有恒。而反者，何谓也？然：男子生于寅，寅为木，阳也。女子生于申，申为金，阴也。故男脉在关上，女脉在关下。是以男子尺脉恒弱，女子尺脉恒盛，是其常也。反者，男得女脉，女得男脉也。其为病何如？然：男得女脉为不足，病在内；左得之，病在左，右得之，病在右：随脉言之也。女得男脉为太过，病在四肢；左得之，病在左，右得之，病在右：随脉言之。此之谓也。

[通解]《内经》提到脉有逆顺的分别，男女有恒（恒即常），但是出现违反规律的情况，是怎么回事？解释说，男子生于寅，寅为木，属于阳；女子生于申，申为金，属于阴。所以，男子脉在关上，即寸部盛，女子脉在关下，即尺部盛。所以男子尺部一般不显现，而女子尺部较为盛，这是脉的常态。如果男子的尺部脉盛，而女子尺部脉不显现就是不符合规律。

如果出现这种不符合规律的情况，提示什么病呢？解释说，男子出现女脉提示虚，病在里，即在脏腑。左侧脉出现反，则提示疾病在身体左侧，反之亦然，疾病的部位和脉象是相符的。如果女子身上出现男脉，提示太过，病在外部，即在四肢。同样，也是左右哪一侧出现异常脉象，提示哪一侧有病。

[释难] 本篇涉及一些特殊的点，比如男生于寅，女生于申，历代解释很复杂。这里说一下笔者的观点，古人历法寅月为初始，阳气已生，对应的是木，为生数。而一年是十二个月，所以对称的点就是申，是阴气已生，对应的是金，是成数。男对应阳，女对应阴，这实际说的是人与自然相应的意思（图7）。

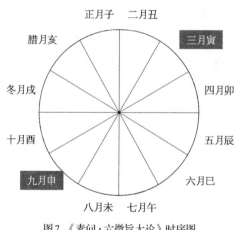

图7 《素问·六微旨大论》时序图

第二个问题是男女脉相反。个人体会男得女脉，即是尺脉浮，后世《金匮要略》虚劳篇中就说男子尺脉浮为虚劳，是一种虚病。而女得男脉，寸脉旺，通常在女子行经期、排卵期和怀孕期，会出现这种脉，属于生理性改变。若是平时出现，则为病脉。

二十 难

《二十难》讨论阴阳脉位出现相反脉象的问题，原文：

▶ 曰：《经》言脉有伏匿。伏匿于何脏而言伏匿耶？然：谓阴阳更相乘，更相伏也。脉居阴部而反阳脉见者，为阳乘阴也，脉虽时沉涩而短，此谓阳中伏阴也；脉居阳部而反阴脉见者，为阴乘阳也，脉虽时浮滑而长，此谓阴中伏阳也。重阳者狂，重阴者癫。脱阳者，见鬼；脱阴者，目盲。

[通解] 提问者说《内经》有伏匿的说法，但不知道伏匿在哪脏可称为伏匿。解释说，伏匿的意思是指脉的阴阳位（寸为阳，尺为阴；浮为阳，沉为阴）相互交替更迭。乘的意思，是坐在其上；伏的意思是，躲在其下。在阴位（尺为阴）出现了阳性的脉象（浮、滑、长的脉象），这就是阳性的脉象乘阴位之上，即阳性的脉象"坐"在了阴脉的部位，替代了原有的阴脉。这个时候，虽然脉偶尔出现一次沉、涩、短（阴性脉象）的正常阴脉表现，但这个脉总体是阴伏于阳，即阴"躲"在阳中。

在阳位（寸为阳）出现了阴性的脉象（沉、涩、短的脉象），这就是阴性的脉象乘阳位之上，即阴性的脉象"坐"在了阳脉的部位，替代了原有的阳脉。这个时候，虽然脉偶尔出现一次浮、滑、长（阳性脉象）的正常阳脉表现，但这个脉总体是阳伏于阴，即阳"躲"在阴中。结合《四难》什么是阴脉，什么是阳脉。可以更好理解《二十难》。

后面的一段文字笔者感觉有点突兀，意思是说，阳过度会狂，阴过度会癫。这两点是人的神志改变情况，常与心藏神的功能有关。阳气亡脱会出现幻觉，阴气亡脱会出现目盲。这两点是人的感官异常，常与肝藏魂的功能有关。

[释难] 回到开头说的《内经》，《素问·四气调神大论》曰："冬三月，此为闭藏。水冰地坼，勿扰乎阳，早卧晚起，必待日光，使志若伏若匿。"《内经》说的是志的伏匿，并非指脉。志相当于精神，神、魂都是五志的范畴，每一脏藏一志，这似乎才是真正答复了两千多年前提问者关于"何脏"的提问。

二十一 难

《二十一难》讨论脉与病相合的问题，原文：

► 曰：《经》言人形病，脉不病，曰生；脉病，形不病，曰死。何谓也？然：人形病，脉不病，非有不病者也，谓息数不应脉数也。此大法。

[通解] 提问者说《内经》有形体有病，但脉象无异常的情况称为生，即是无碍（病轻）；脉象有异常，形体没有疾病的，称为死（病重）。这是什么道理呢？解释说，人形体有病，脉象无异常，并非形体没病，而是医生调息与病人的脉搏搏动不相应，这是关键问题。

[释难]《灵枢·脏腑邪气病形》："色脉形肉，不得相失也……知一则为工，知二则为神，知三则神且明矣。"《内经》强调医者诊病对于病人的面色、脉象、身形都应了然于心，这里的形偏向于身形，也有把形理解为尺部，可参见《十三难》。所以，本难是再次强调了切脉准确性的重要性。

二十二 难

《二十二难》是《内经》经脉有关问题的一个难点，原文：

► 曰：《经》言脉有是动，有所生病。一脉辄变为二病者，何也？然：《经》言是动者，气也；所生病者，血也。邪在气，气为是动；邪在血，血为所生病。气主呴之，血主濡之。气留而不行者，为气先病也；血壅而不濡者，为血后病也。故先为是动，后所生病也。

[通解] 提问者看到《内经》中《灵枢·经脉》每一条经脉的开头有"是动则病"和"所生病"的经文，便提问一条经脉有两种病的变化，是什

么道理？解释说，《内经》所说"是动"的意思是指病在气，"所生病"是病在血。如果致病因素到达气，那么气受到扰动，称为"是动"。如果致病因素到达血，那么血受影响而得病，称为"所生病"。气的作用是温润，血的作用是滋养。如果气停滞而不运行，那么气最先得病；血由于失去气运行的推动导致血流壅塞，不得滋养，是血病在后。因此，先有是动的病，后有所生病。

[释难] 举一条经脉为例以说明："心手少阴之脉……是动则病嗌干，心痛，渴而欲饮，是为臂厥。是主心所生病者，目黄，胁痛，臑臂内后廉痛厥，掌中热痛。"可以看到"是动"和"所生病"在《内经》中的原貌。幸得轪侯利苍夫人的墓葬保存了早于《内经》的两个版本经脉文献——《足臂十一脉灸经》和《阴阳十一脉灸经》。

表15　不同版本是动病、所生病举例

手少阴脉	主　病		
版　　本	是动病	所产（生）病*	主病数
《足臂十一脉灸经》		胁　痛	1
《阴阳十一脉灸经》	心痛，嗌干，渴欲饮，此为臂厥	胁　痛	5
《灵枢·经脉》	嗌干，心痛，渴而欲饮，是为臂厥	是主心所生病者，目黄，胁痛，臑臂内后廉痛厥，掌中热痛	9

*《阴阳十一脉灸经》是所产病，《灵枢·经脉》是所生病，意思相同。

可见《足臂十一脉灸经》版本是更古老的，那时只有11条经脉，比较古朴，没有是动病和所产（生）病的分别，而《阴阳十一脉灸经》版本的命名提示，该版本已经和阴阳理论深度结合，是一个大进步。这个版本出现了"是动病"和"所产病"。到《灵枢·经脉》经脉数发展为12条，不但与阴阳理论深度结合，还与脏象理论结合，主病的种类也更丰富。

那么，从经文推测，是动病可能就像《二十二难》所说，是受到病邪早期与疾病抗争的表现；所生病是经脉受到病邪后，进一步发生的病。气和血，实际指的是先与后。本篇的内容后世有很多专家论述，笔者觉得看待古朴的文字不能神话古人，而是要尽量把自己代入战国、秦汉时代的环境去思考。《二十二难》是《难经》论述脉象的最后一篇，读完这一篇，可以说把《难经》关于《内经》脉学部分的难点，至少在那个时代认为是难点之处都学习到。通过阅读，可以推测《难经》时代《内经》的版本可能并非现在的模样。读《难经》时，要有自己的思考，尽量客观地去看待。

论 经 络

二十三 难

《二十三难》开始讨论经络，分两部分解释：

▶ **其一曰**：手足三阴三阳，脉之度数，可晓以不？

▶ **然**：手三阳之脉，从手至头，长五尺，五六合三丈。手三阴之脉，从手至胸中，长三尺五寸，三六一丈八尺，五六三尺，合二丈一尺。

足三阳之脉，从足至头，长八尺，六八四丈八尺。足三阴之脉，从足至胸，长六尺五寸，六六三丈六尺，五六三尺，合三丈九尺。

人两足跷脉，从足至目，长七尺五寸，二七一丈四尺，二五一尺，合一丈五尺。督脉、任脉，各长四尺五寸，二四八尺，二五一尺，合九尺。凡脉长一十六丈二尺，此所谓经脉长短之数也。

[通解] 提问说手和足各三阴三阳的十二条经络的长度可以知道吗？解释的依据应为《灵枢·脉度》。手部的三条阳（太阳、阳明、少阳）经脉每一条从手到头部，长五尺，合计三丈。手部的三条阴（太阴、少阴、厥阴）经脉每一条从手到胸部，长三尺五寸，合计二丈一尺。足部的三条阳经脉每一条从足到头部，长八尺，合计四丈八尺。足部三条阴经脉每一条从足到胸部，长六尺五寸，合计三丈九尺。人的两条足跷脉每一条从足到目，长七尺五寸，合计一丈五尺（跷脉也分阴阳，从长度看这里说的应该是阳跷脉）。督脉、任脉各长四尺五寸，合计九尺。上述的脉合计长十六丈二尺，这就是经脉的长度。

▶ **其二**：经脉十二，络脉十五，何始何穷也？

▶ **然**：经脉者，行血气，通阴阳，以荣于身者也。其始从中焦，注手太阴、阳明；阳明注足阳明、太阴；太阴注手少阴、太阳；太阳注足太阳、少阴；少阴注手心主、少阳；少阳注足少阳、厥阴；厥阴复还注手太阴。

别络十五，皆因其原，如环无端，转相灌溉，朝于寸口、人迎，以处百病，而决死生也。

《经》云：明知始终，阴阳定矣。何谓也？然：终始者，脉之纪也。寸口、人迎，阴阳之气通于朝使，如环无端，故曰始也。终者，三阴三阳之脉绝，绝则死。死各有形，故曰终也。

[通解] 又问，经脉有十二条，络脉有十五条，哪里是开端，哪里是终点？解释说，经脉是通行气血阴阳，滋养全身的。其发端在中焦，注入手太阴肺经和手阳明大肠两经，手阳明大肠经又注入足阳明胃经和足太阴脾经，足太阴脾经又注入手少阴心经和手太阳小肠经，手太阳小肠经又注入足太阳膀胱经和足少阴肾经，足少阴肾经又注入手厥阴心包经和手少阳三焦经，手少阳三焦经又注入足少阳胆经和足厥阴肝经。

别行的络脉有十五条，都从十二条经脉的原穴发端，整个经脉系统像一个闭合的环，周而复始按照顺序运行气血，在寸口（见《一难》）和颈部的人迎穴形成搏动，可以诊断疾病，判断预后。

再提问《内经》中《灵枢·终始》说道："凡刺之道，毕于终始，明知终始，五脏为纪，阴阳定矣。"这是什么意思？解释说，终始，是脉的法度。寸口脉和人迎脉是人体阴阳气运动在体表的搏动，经脉系统像一个闭合的环，这就是始，周而复始的意思。终的意思是三阴三阳十二条经脉气血耗尽，耗尽气血就是死亡。死亡有各种表现，所以称为终。

二十四 难

《二十四难》讨论经脉气绝的情况，分三个部分解释：

▶ 其一曰：手足三阴三阳气已绝，何以为候？可知其吉凶不？然：足少阴气绝，则骨枯。少阴者，冬脉也，伏行而濡于骨髓。故骨髓不温，即肉不着骨；骨肉不相亲，即肉濡而却；肉濡而却，故齿长而枯，发无润泽；无润泽者，骨先死。戊日笃，己日死。

[通解]《二十四难》提问如何判断手足十二条经脉之气消耗殆尽，是否可以预见疾病的转归？解释说，足少阴肾经的经气耗尽，表现为骨枯。足少阴肾经在季节配属关系上是与冬季相应，经脉在身体深部运行，起到滋养骨髓的作用。因此，骨髓如果失去滋养，会导致肉不能附着于骨；骨和肉不协调，肉即萎缩，牙齿根部暴露而变得干枯，头发没有光泽；进而骨先死。上述骨、齿、发病理变化的理论依据是《素问·六节脏象论》"肾充在骨，华在发"，《灵枢·五味》"齿者，骨之所终者也"。根据经文，肾与骨、齿、发具有系统配属关系。由于肾属于水，所以每逢五行属土的日子，即在戊日加重，故说在己日死。本篇论述与《灵枢·经脉》基本一致，所不同的是，后者加了个解释"土胜水也"（后同，不赘述）。《素问·诊要经终论》亦云："少阴终者，面黑齿长而垢，腹胀闭，上下不通而终矣。"

▶ 其二：足太阴气绝，则脉不营其口唇。口唇者，肌肉之本也。脉不营，则肌肉不滑泽；肌肉不滑泽，则肉满；肉满，则唇反；唇反，则肉先死。甲日笃，乙日死。

足厥阴气绝，即筋缩引卵与舌卷。厥阴者，肝脉也。肝者，筋之合也。筋者，聚于阴器而络于舌本，故脉不营，则筋缩急；筋缩急，即引卵与舌；故舌卷卵缩，此筋先死。庚日笃，辛日死。

手太阴气绝，即皮毛焦。太阴者，肺也，行气温于皮毛者也。气弗营，则皮毛焦；皮毛焦，则津液去；津液去，则皮节伤；皮节伤，则皮枯毛折；毛折者，则毛先死。丙日笃，丁日死。

[通解] 足太阴脾经经气耗尽，经脉不能营养口唇。而口唇是肌肉的根

本。经脉不能提供营养，那么肌肉不丰满，进而上唇中肿满，引起口唇上翻，表明肉先死。之所以如此，是因为脾华在唇，充在肌。由于脾五行属于土，因此遇到属木的日子就会严重，每逢甲日加重，乙日病死。

足厥阴肝经经气耗尽，全身的筋会收缩，男性的睾丸上提，人的舌头卷缩。厥阴经是肝的经脉。肝在形体对应筋，筋的部位分布又是聚于阴部且与舌本体有联系。所以，当肝血不为筋提供营养时，就会发生筋挛急，引起睾丸上提和舌卷缩。当这个症状发生时，表明筋先死。筋五行属木，所以在属金的日期疾病会变得严重，庚日加重，辛日病死。这是因为肝华在爪，充在筋。《素问·诊要经终论》亦云："厥阴终者，中热溢干，善溺，心烦，甚则舌卷，卵上缩而终矣。"

手太阴肺经气绝，则皮肤暗干，毛发枯。手太阴是肺脉，具有通行气并温养皮毛的作用。如果皮毛没有肺气的充养，就会皮肤发暗，毛发干枯，进而人体津液耗伤，引起皮肤节理的损伤，造成毛发稀疏，毛发先死。肺属于金，每逢火日病情就会恶化，即丙日加重，丁日死。《素问·诊要经终论》亦云："太阴终者，腹胀闭，不得息，善噫善呕，呕则逆，逆则面赤，不逆则上下不通，不通则面黑，皮毛焦而终矣。"

▶ 其三：手少阴气绝，则脉不通；脉不通，则血不流；血不流，则色泽去，故面色黑如䰇，此血先死，壬日笃，癸日死。

三阴气俱绝者，则目眩转、目瞑，目瞑者，为失志；失志者，则志先死。死，即目瞑也。

六阳气俱绝者，则阴与阳相离，阴阳相离，则腠理泄，绝汗乃出，大如贯珠，转出不流，即气先死。旦占夕死，夕占旦死。

[通解] 手少阴心经经气耗尽，则血脉不通，进而血行瘀滞，引起面色无光泽，逐渐变化为面色焦黑发黄，这就是血先死。这主要是因为心之华在面，充在血脉。因为手少阴心经属火，每逢水日病情就会恶化，即壬日加重，癸日死。

五脏经脉气耗尽，就会头晕、目眩、闭眼。闭眼是精神不足的表现，意味着精神最先死，也预示着形体将死。六腑经脉气耗尽，就意味着人体阴阳要分离，那时人体肌肤纹理全都打开，最后的汗液像珠子般流漏出，又像油一样滚落，而不是像正常的汗液淌下，这时就是气先死。白天出现这个情况，那么晚上会死；晚上出现这个情况，白天会死。这和《素问·诊要经终论》"太……阳绝绝汗乃出，出则死矣"描述一致。《内经》关于旦发夕死、夕发旦死的论述还有一处是《灵枢·厥病》："真心痛，手足清至节，心痛甚，日发夕死，夕发旦死。"说的可能是心肌梗死。

二十五 难

《二十五难》讨论脏腑经络计数的问题，原文：

▶ 曰：有十二经，五脏六腑十一耳，其一经者，何等经也？然：一经者，手少阴与心主别脉也。心主与三焦为表里，俱有名而无形，故言经有十二也。

[通解] 此问题也是很多初学者的困扰点，《内经》说经络有十二条，但是五脏六腑合计数只有十一，多出来的一条经是什么经呢？

解释说，那一条经要这样去理解：手少阴心经和手厥阴心包经都是源出于心，而有分别。手厥阴心包经和手少阳三焦经是表里对应的经，都是有名称而看不到具体形态。加上手厥阴心包经，即经文中的心主，合计就有十二条经。

[释难] 那么问题来了，一是三焦如果称其无形，可以理解，它是运行元气的通道，可能看不到具体实在，但是心包是有具体实在。难道心主并非指心包？《内经》时代肯定是有解剖的，《灵枢·经水》有云："若夫八尺之士，皮肉在此，外可度量切循而得之，其死可解剖而视之。"所以，《内

经》时代医家一定看得到心的全貌，由此推测，当时医家认为心包和心脏是为一体。《灵枢·经脉》又云："心主，手厥阴心包络之脉。"明明白白是把心主和心包络联系在一起。但是据此就说心主就是心包还有疑点，那就是《灵枢·经脉》全文，其余十一条经的命名方式是脏或腑+手或足+阴阳属性，如心手少阴之脉、膀胱足太阳之脉等等。唯独心主不一样，如果心主是一个腑，那么其命名应为阳名经，但实际上是阴名经。如果心主就是心包或心包络，那么命名应该是"心包（络），手厥阴之脉"。所以，会不会有另一种可能？

心是指实质的心脏器官（《难经》的心涵盖了心包，参考《四十二难》），而心主，应是"心主神明"的略称，也就是心脏主神志功能的那一部分。由于神志是无形的，所以《二十五难》才会说心主和三焦俱有名无形。但是，经络毕竟是实实在在存在的，所以后面勉为其难地用心包络（心包上的血管）来作为心主的实体。此见解的依据是《足臂十一脉灸经》和《阴阳十一脉灸经》两部马王堆汉墓出土的脉书只有十一条经脉（《二十二难》有提及），缺少的那条都是手厥阴心包经。只是在《灵枢·经脉》一文中首次出现。而且《灵枢·经脉》对心包经的主病描述中出现"喜笑不休……烦心"等神志症状，而神志症状在手少阴心经中全无描述，由此可知，心主很有可能就是"心主神明"的略称，反映人的神志活动状态。

二十六 难

《二十六难》讨论经脉和络脉，原文：

▶ 曰：经有十二，络有十五，余三络者，是何等络也？

▶ 然：有阳络，有阴络，有脾之大络。阳络者，阳跷之络也。阴络者，阴跷之络也。故络有十五焉。

[通解] 提问人体有十二条经脉和十五条络脉，如果说每一条经脉配属

一条络脉，那么多出的三条络脉是怎么回事呢？

解释说，那三根络脉是指阳络、阴络和脾之大络。阳络是阳跷脉的络脉，阴络是阴跷脉的络脉，再加上脾之大络和十二经脉的络脉，合计数为十五。

[释难] 关于经脉和络脉的关系，《灵枢·经脉》论述为："经脉者，常不可见也，其虚实也，以气口知之。脉之见者，皆络脉也。"表明，经脉运行于深处，而络脉行于浅表部位。

在《灵枢·经脉》中，解释了十五络的组成，除了十二经脉对应的络脉外，另有三条分别是任脉之别、督脉之别和脾之大络。结合《二十三难》《二十七难》等，可知《难经》作者知晓任督二脉，也知晓阴阳跷脉。《难经》医派与《内经》恐非一派。对医理的解释也有自己独特的认识。

但这样的独特解释，如果没有医疗实践作为支撑，恐怕难以持久。我们知道络脉是经络体系中次于经脉一级的系统。跷脉的运行和足太阳膀胱经有关（参见《二十八难》），与人体营卫之气交会运行有关，《难经》医派重视阴阳跷脉，可能是从营卫运行这个角度出发。所以，他们在讨论十五络脉时就把阴阳跷脉作为重点讨论。

另外，《二十六难》讨论的是十二经脉和十五络脉的关系，可能在《难经》医派看来，脾之大络不属于正经，但也不能和任督二脉之别的重要性相提并论（毕竟后世把十二经脉和任督二脉共称为"十四正经"），所以才寻找了经络重要性上与脾之大络匹配的阴阳跷脉之别共称为十五络脉。

二十七 难

《二十七难》讨论奇经八脉，原文：

▶ 曰：脉有奇经八脉者，不拘于十二经，何也？然：有阳维，有阴维，

有阳跷，有阴跷，有冲，有督，有任，有带之脉。凡此八脉者，皆不拘于
经，故曰奇经八脉也。经有十二，络有十五，凡二十七，气相随上下，何
独不拘于经也？然：圣人图设沟渠，通利水道，以备不虞。天雨降下，沟
渠溢满，当此之时，滂霈妄行，圣人不能复图也。此络脉满溢，诸经不能
复拘也。

[通解] 提问说经脉中有一类称"奇经"，有八条经脉，超出了十二正
经的范围，这怎么理解？解释说，这八条脉名称是阳维脉、阴维脉、阳跷
脉、阴跷脉、冲脉、督脉、任脉和带脉。它们不受十二经系统的制约，因
此，称为奇经八脉。本段经文把奇经八脉的名称进行了确定。

进而又提问说，经脉有十二条，络脉有十五条，共二十七条形成经络
体系，经络的气血系统化地运行。为什么这八条经脉可以不受经络系统的
制约？解释说，圣人总要提前防范意外灾害，他们早早设计好沟渠的图样，
施工疏通水道，可以抵挡意外的水灾。但是如果天雨过多，沟渠的水溢出，
这时候水就会不循着圣人设计的经渠流，而是根据地势自行流出。圣人并
不能再设计经渠。这就是络脉气血已满而溢出经络水道，各沟渠不能制约
的意思。言下之意，气血充盛才有了奇经八脉的运行。而奇经八脉的运行
不循十二经常道，也是有自己（根据地势）运行的规律。

[延伸] 本难主要是将奇经八脉的名称和之所以"奇"的原因进行了说
明，似乎没有提到后世比较流行的说法，比如无脏腑配属关系，没有对偶
经之类。看来古朴的解释和认识就是从人体自然生理角度进行说明。

二十八 难

《二十八难》讨论奇经八脉的具体情况，原文：

▶ 曰：其奇经八脉者，既不拘于十二经，皆何起何继也？

▶ 然：督脉者，起于下极之俞，并于脊里，上至风府，入属于脑。

任脉者，起于中极之下，以上毛际，循腹里，上关元，至咽喉。

冲脉者，起于气冲，并足阳明之经，夹脐上行，至胸中而散也。

带脉者，起于季胁，回身一周。

阳跷脉者，起于跟中，循外踝上行，入风池。

阴跷脉者，亦起于跟中，循内踝上行，至咽喉，交贯冲脉。

阳维、阴维者，维络于身，溢蓄，不能环流灌溉诸经者也，故阳维起于诸阳会也，阴维起于诸阴交也。

比于圣人图设沟渠，沟渠满溢，流于深湖，故圣人不能拘通也。而人脉隆盛，入于八脉，而不还周，故十二经亦有不能拘之。其受邪气，畜则肿热，砭射之也。

[通解] 提问者发现奇经八脉虽然不受十二经的制约，但是也应该有起点和终点，所以就这个疑惑进行了提问。解释说，督脉，起点在下极之俞，下极之俞意思是说人躯干最下端的穴位，即会阴穴，并行于脊柱，向上行至风府穴，最终进入脑。

任脉，起点在中极之下，中极即中极穴（脐下四寸），中极穴之下可能是指曲骨穴（脐下五寸），向上运行，过毛际，走腹部，上关元穴到咽喉。

冲脉，起点在足阳明胃经的气冲穴（脐下五寸左右旁开二寸），和足阳明胃经一起上行，在脐的两侧上行，最后散布于胸中。

带脉，起点在季胁，季胁是肋骨最下端的下方，绕身体一圈。

阳跷脉，起点在足跟，向外踝方向上行，最终进入风池穴。

阴跷脉，起点也在足跟，向足内踝方向上行，到咽喉部，和冲脉交会贯通。

阳维脉和阴维脉，维持联络全身，承担经气溢出储蓄的作用，不能像十二经那样流动运行和营养身体，而是起类似水库的作用。阳维脉起点在诸阳之会，笔者理解是头面，如果要具体到一个穴位可能是百会穴。阴维脉起于诸阴之交，可能是指三阴交穴位。

"比于圣人图设沟渠，沟渠满溢，流于深湖，故圣人不能拘通也。而人脉隆盛，入于八脉，而不还周，故十二经亦有不能拘之。"这段话和《二十七难》的意思相同，再次说明了奇经八脉不受十二经制约的问题。不过这里强调一点人脉隆盛，一定是经气有余奇经八脉才能充盛。

当然和十二经一样，奇经八脉也会受到外邪侵袭，正由于奇经八脉没有体系化的流通网络，所以受邪以后会形成蓄积，发为肿和热的症状，这时治疗就要从砭石法，即通过刺激特定部位达到泄热的治疗目的。如《素问·缪刺》邪客于足阳跷之脉，令人目痛，从内眦始。刺外踝之下半寸所各二痏，左刺右，右刺左，如行十里顷而已。

《二十八难》的奇经八脉走向和《内经》传世版本不完全一样。

表16　《二十八难》和《内经》奇经八脉系统比较

奇经八脉	医经	经文
督脉	《二十八难》	起于下极之俞，并于脊里，上至风府，入属于脑
	《素问·骨空论》	起于少腹以下骨中央，女子入系廷孔，其孔溺孔之端也。其络循阴器，合篡间，绕篡后，别绕臀，至少阴与巨阳中络者合，少阴上股内后廉贯脊属肾 与太阳起于目内眦，上额交巅，上入络脑，还出别下项，循肩髆内。侠脊抵腰中，入循膂络肾 其男子循茎下至篡，与女子等，其少腹直上者，贯脐中央，上贯心，入喉上颐，环唇上系两目之下中央
任脉	《二十八难》	起于中极之下，以上毛际，循腹里，上关元，至咽喉，上颐循面入目
	《素问·骨空论》	起于中极之下，以上毛际，循腹里，上关元，至咽喉，上颐循面入目
冲脉	《二十八难》	起于气冲，并足阳明之经，夹脐上行，至胸中而散也
	《素问·骨空论》	起于气街，并少阴之经，侠脐上行，至胸中而散
	《灵枢·逆顺肥瘦》	其上者，出于颃颡，渗诸阳，灌诸精；其下者，注少阴之大络，出于气街，循阴股内廉入腘中，伏行骭骨内，下至内踝之后属而别。其下者，并于少阴之经，渗三阴；其前者，伏行出跗属，下循跗，入大趾间，渗诸络而温肌肉

（续表）

奇经八脉	医经	经文
带脉	《二十八难》	起于季胁，回身一周
	《素问·痿论》	足少阴之正，至腘中，别走太阳而合，上至肾，当十四椎出属带脉
阴阳跷脉	阳跷脉 《二十八难》	起于跟中，循外踝上行，入风池
	阴跷脉	起于跟中，循内踝上行，至咽喉，交贯冲脉
	跷脉 《灵枢·脉度》	少阴之别，起于然骨之后。上内踝之上，直上循阴股，入阴，上循胸里，入缺盆，上出人迎之前，入頄，属目内眦，合于太阳，阳跷而上行
阳维脉	《二十八难》	阳维起于诸阳会也
	《素问·刺腰痛》	阳维之脉，脉与太阳合端下间，去地一尺所
阴维脉	《二十八难》	阴维起于诸阴交也
	《素问·刺腰痛》	飞阳之脉，在内踝上五寸，少阴之前，与阴维之会

二十九 难

《二十九难》围绕奇经八脉主病进行讨论，原文：

► 曰：奇经之为病，何如？然：阳维维于阳，阴维维于阴，阴阳不能自相维，则怅然失志，溶溶不能自收持。阳维为病苦寒热，阴维为病苦心痛。阴跷为病，阳缓而阴急，阳跷为病，阴缓而阳急。冲之为病，逆气而里急。督之为病，脊强而厥。任之为病，其内苦结，男子为七疝，妇子为瘕聚。带之为病，腹满，腰溶溶若坐水中。此奇经八脉之为病也。

[通解] 提问奇经八脉主病是怎样的？解释说，阳维脉联系全身之阳，阴维脉联系全身之阴，阴阳如果不能相互保全，则精神涣散，身形疲软不能提起精神。

阳维脉主病是容易受到外邪侵袭而发生恶寒发热的表证。阴维脉主病是心口疼痛。

阴跷脉主病,腿部外侧缓和,而内侧收紧;阳跷脉主病,腿部内则缓和而外侧收紧。

冲脉的病,体内气从下往上逆行,而且有腹部收紧疼痛。督脉的病,脊柱强直而发冷。任脉的病,体内结聚为主,在男子发为七疝。关于七疝,徐灵胎注说一厥、二盘、三寒、四癥、五附、六脉、七气。笔者认为可能是武威汉墓出土医书《治百病方》中的"男子七疾"。在女子发为腹腔的多种包块性质的病。

带脉主病,腹部胀满,腰部不能挺拔,像坐在水里的感觉。以上就是奇经八脉的病。

[释难] 对照《内经》奇经八脉所主病证与《二十九难》不全一致。而且《内经》除疾病描述外,还有相应治法,文本更详细全面。《二十九难》文字和《素问·骨空论》较为接近。

表17 《二十九难》和《内经》奇经八脉主病对照

奇经八脉	医经	经文
阳维脉	《二十九难》	苦寒热
	《素问·刺腰痛论》	阳维之脉令人腰痛,痛上怫然肿。刺阳维之脉,脉与太阳合端下间,去地一尺所
阴维脉	《二十九难》	若心痛
	《素问·刺腰痛论》	飞阳之脉令人腰痛,痛上怫怫然,甚则悲以恐。刺飞阳之脉,在内踝上五寸,少阴之前,与阴维之会
阴跷脉	《二十九难》	阳缓而阴急
	《素问·热病》	目中赤痛,从内眦始,取之阴跷;癫,取之阴跷及三毛上及血络出血
	《灵枢·大惑论》	病目而不得视者,何气使然?岐伯曰:卫气留于阴,不得行于阳,留于阴则阴气盛,阴气盛则阴跷满,不得入于阳则阳气虚,故目闭也

（续表）

奇经八脉	医　经	经　文
阳跷脉	《二十九难》	阴缓而阳急
	《素问·缪刺论》	邪客于足阳跷之脉，令人目痛，从内眦始。刺外踝之下半寸所各二痏，左刺右，右刺左，如行十里顷而已
	《灵枢·脉度》	阳跷而上行，气并相还，则为濡，目气不荣，则目不合
	《灵枢·大惑论》	卫气不得入于阴，常留于阳。留于阳则阳气满，阳气满则阳跷盛，不得入于阴则阴气虚，故目不瞑矣
冲脉	《二十九难》	逆气而里急
	《素问·举痛论》	寒气客于冲脉，冲脉起于关元，随腹直上，寒气客则脉不通，脉不通则气因之，故喘气应手矣
	《素问·骨空论》	冲脉为病，逆气里急
	《灵枢·逆顺肥瘦》	夫冲脉者……故别络结则跗上不动，不动则厥，厥则寒矣
督脉	《二十九难》	脊强而厥
	《灵枢·经脉》	督脉之别，名曰长强。挟膂上项，散头上，下当肩胛左右，别走太阳，入贯膂。实则脊强，虚则头重，高摇之，挟脊之有过者。取之所别也
任脉	《二十九难》	其内苦结，男子为七疝，妇子为瘕聚
	《素问·骨空论》	任脉为病，男子内结七疝，女子带下瘕聚
带脉	《二十九难》	腹满，腰溶溶若坐水中
	《素问·痿论》	故阳明虚，则宗筋纵，带脉不引，故足痿不用也
	《灵枢·癫狂》	脉癫疾者，暴仆，四肢之脉皆胀而纵，脉满，尽刺之出血，不满，灸之项太阳，灸带脉于腰相去三寸，诸分肉本输

论 ◉ 脏 ◉ 腑

三十 难

《三十难》开始进入脏腑篇，原文：

▶ 曰：营气之行，常与卫气相随不？然：经言人受气于谷。谷入于胃，乃传于五脏六腑，五脏六腑皆受于气。其清者为营，浊者为卫，营行脉中，卫行脉外，营周不息，五十而复大会。阴阳相贯，如环之无端，故知营卫相随也。

[通解] 脏腑开篇提问营气的运行是否一直和卫气伴随呢？解释说，《内经》认为人通过饮食五谷获得气。五谷到胃部，传变精气到五脏六腑，五脏六腑都得到气的充养。气的组成中，清的部分为营气，浊的部分为卫气，营气在脉中运行，卫气在脉外运行，循环不息，每五十周而营气和卫气大交会一次（参见《一难》）。阴和阳相互贯通，如一个没有起止的闭环，所以说营气和卫气是伴随运行的。本篇解释的内容，见于《内经》多个篇章，是中医学的基础。

[延伸] 关于气入于胃的原文，非常重要，记载于后以备参考：

《素问·经脉别论》："饮入于胃，游溢精气，上输于脾，脾气散精，上归于肺，通调水道，下输膀胱，水精四布，五经并行。合于四时，五脏阴阳，揆度以为常也。"

《灵枢·营气》："谷入于胃，乃传之肺，流溢于中，布散于外，精专者，行于经隧，常营无已，终而复始。"

《灵枢·营卫生会》："人受气于谷，谷入于胃，以传与肺，五脏六腑，皆以受气，其清者为营，浊者为卫，营在脉中，卫在脉外，营周不休，五十度而复大会，阴阳相贯，如环无端，卫气行于阴二十五度，行于阳二十五度，分为昼夜，故气至阳而起，至阴而止。"

《灵枢·五味》："胃者，五脏六腑之海也，水谷皆入于胃，五脏六腑，皆禀气于胃。"

《灵枢·邪客》："五谷入于胃也，其糟粕津液宗气，分为三隧。故宗气积于胸中，出于喉咙，以贯心脉，而行呼吸焉。营气者，泌其津液，注之于脉，化以为血，以荣四末，内注五脏六腑，以应刻数焉。卫气者，出其悍气之慓疾，而先行于四末分肉皮肤之间，而不休者也。昼日行于阳，夜行于阴，常从足少阴之分间，行五脏六腑。"

三十一 难

《三十一难》讲三焦，原文：

▶ 曰：三焦者，何禀何生？何始何终？其治常在何许？可晓以不？

▶ 然：三焦者，水谷之道路，气之所终始也。上焦者，在心下，下膈，在胃上口，主内而不出。其治在膻中，玉堂下一寸六分，直两乳间陷者是。中焦者，在胃中脘，不上不下，主腐熟水谷。其治在脐傍。下焦者，当膀胱上口，主分别清浊，主出而不内，以传导也。其治在脐下一寸。故名曰三焦，其腑在气街。

[通解] 提问三焦这个腑，发端在哪里？秉承了怎样的气而产生？三焦所处的位置在哪里？能否知晓呢？解释说，三焦这个腑，是水谷通行的道路，气运行的通道。上焦，位于心下，往膈以下，到胃的上口，主要的功能是受纳水谷而不使气外出。其调节的部位在膻中穴。玉堂穴往下一寸六分两乳之间的凹陷位置就是膻中穴。《灵枢·营卫生会》："上焦出于胃上口，并咽以上，贯膈，而布胸中。"

中焦，相当于胃中脘穴的位置，上下界分别是上脘穴水平和下脘穴水平，主要功能是腐熟水谷，其调节的部位在肚脐两旁。《灵枢·营卫生会》："中焦亦并胃中，出上焦之后。"

下焦，相当于膀胱上口的部位，根据《灵枢·营卫生会》，其上限在回肠，主要功能是区分清浊糟粕，排出糟粕，达到传导糟粕外出的目的，其清的部分入膀胱为尿液，浊的入大肠为粪便。调节下焦的部位是脐下一寸的阴交穴。《灵枢·营卫生会》："下焦者，别回肠，注于膀胱，而渗入焉。"

由于有上中下三个部分，因此称为三焦，作为一个腑，三焦之气聚藏于气街（又名气冲，参见《二十八难》）。三焦的解释与《内经》基本一致，《素问·灵兰秘典论》："三焦者，决渎之官，水道出焉。"把三焦的功能凝练得很到位。

三十二 难

《三十二难》讲心肺两脏位置，原文：

▶ 曰：五脏俱等，而心肺独在鬲上者，何也？然：心者血，肺者气。血为荣，气为卫，相随上下，谓之荣卫。通行经络，营周于外，故令心肺独在鬲上也。

[通解] 提问五脏都很重要，而心和肺两脏位于横膈以上，是什么道理？解释说，心是主血的脏，肺是主气的脏。血主要是承担营养的作用，气主要是承担防病的作用，气血伴随着上下运行，称为营卫。营卫通行于经络系统，照顾到全身。这种运动涵盖了人体内外各部，其运行也是有一定的规律和通道，类似天宇；同时，这种气血的运动需要有推动力，而这种推动力类似太阳，太阳在上，所以心和肺两脏就位于横膈以上。气血的运行和天宇的运行具有象层面的一致性。读中医经典需要道象思维。回到原文，提问者的潜台词是说五脏都很重要为什么心和肺的位置更高，是不是更重要些呢？

三十三 难

《三十三难》讲五脏的脏象。

▶ 曰：肝青象木，肺白象金。肝得水而沉，木得水而浮；肺得水而浮，金得水而沉。其意何也？然：肝者，非为纯木也，乙角也，庚之柔。大言阴与阳，小言夫与妇。释其微阳，而吸其微阴之气，其意乐金，又行阴道多，故令肝得水而沉也。肺者，非为纯金也，辛商也，丙之柔。大言阴与阳，小言夫与妇。释其微阴，婚而就火，其意乐火，又行阳道多，故令肺得水而浮也。肺熟而复沉，肝熟而复浮者，何也？故知辛当归庚，乙当归甲也。

[通解] 提问者根据五行与脏象配属关系，提问肝色青具有木象，肺色白具有金象；肝应木却是沉于水中，而木应浮于水上；肺应金浮于水上，而金应沉于水中，这应该如何理解呢？解释说，肝并非单纯应木，木包含甲和乙，其中乙木对应角调，阴阳属性是阴木，与庚相配属，而庚在五行属金。往大里说是阴阳平衡的关系，在人世间也可以理解为夫妇相随的关系。正由于乙木和庚金的配属，乙木释放其微弱的阳性，而吸取庚金微弱的阴性，正所谓"异性相吸"，乙木带有微金之气后，使得木具金性，而肝沉于水。

同理，肺也不是单纯的金性，辛在五音对应商调，在五行属于阴金，和阳火的丙相合。辛作为阴金，释放微弱的阴性，和丙火相配，故金具有了火性而向上浮，所以肺可以浮在水上。

随后解释肺煮熟以后又沉于水，肝煮熟以后又可以浮起，这个道理是因为阴金辛重新与阳金庚相和，而阴木乙重新与阳木甲相和，使木归于完整，使金归于完整，故表露了木和金的本性。

[释难] 本难有三个难点会影响理解，一是乙木作为阴木释放微阳和辛

金作为阴金释放微阴。笔者理解是：木性升发，本浮于上，金性沉降，本沉于下，故木多具阳性，而金多具阴性；从生成数看，木三为阳，金四为阴。所以，《三十三难》会如此解释。

第二难点，肺和肝煮熟以后的情况。笔者咨询具有丰富烹饪经验的厨师，获悉把肺煮熟，如果是整只的肺，将会半浮于汤锅中，如果是切小的肺，会沉于水中。把肝煮熟，如果是整只的肝，将会半浮于汤锅中。

第三个难点是，有人认为，用五行理论解释肺肝十分牵强。此说不无道理，但是从中如果只能读出牵强，那还是不够的。我们可以清晰看到提问者实际是把木与金具体化为实在的木头和金石。对于学习中医者而言，这样的思维要不得，需要的应是《三十二难》提到的道象思维。所幸《三十三难》的解释将木与金作为五行的象的含义表达了出来。更重要的是，我们现在读五行，用五行，更多停留在生克，但五行复胜、五行生成数，多半不会去思考，更不会去思考其中阴阳相合的道理。因为，那已经联系到天象，较为复杂，科班一般也不教。有人说，这样思考有什么意义？能不能解决临床问题呢？当下很多人但求掌握一招鲜，对医理不求甚解。这样并不可取。真正的中国医学的医者，应该以中医思维方式作为灵魂。

三十四 难

《三十四难》深入讨论五脏，原文：

▶ 曰：五脏各有声、色、臭、味、液，皆可晓知以不？

▶ 然：《十变》言：肝色青，其臭臊，其味酸，其声呼，其液泣；心色赤，其臭焦，其味苦，其声言，其液汗；脾色黄，其臭香，其味甘，其声歌，其液涎；肺色白，其臭腥，其味辛，其声哭，其液涕；肾色黑，其臭腐，其味咸，其声呻，其液唾。是五脏声、色、臭、味也。

　　五脏有七神，各何所脏那？

　▶ 然：脏者，人之神气所舍脏也。故肝脏魂，肺脏魄，心脏神，脾脏意与智，肾脏精与志也。

　　[通解] 提问五脏有各自与声、色、嗅、味和液的配属关系，是可以知晓的吗？解释说，《十变》这样记载：肝与色相配是青，嗅是臊，味是酸，声是呼，液是泪；心与色相配是赤，嗅是焦，味是苦，声是言，液是汗；脾与色相配是黄，嗅是香，味是甘，声是歌，液是涎；肺与色相配是白，嗅是腥，味是辛，声是哭，液是涕；肾与色相配是黑，嗅是腐，味是咸，声是呻，液是唾。上述就是五脏与声、色、嗅、味和液的配属关系。

　　进而提问又说，五脏应该有五脏神，但是为什么有七种脏神呢？它们各自是怎么收藏的？解释说，脏就是为人的精神功能提供居所并加以合适的收藏。肝藏魂，肺藏魄，心藏神，脾藏意和智，肾藏精和志。这段问答其实蕴含的内容实在丰富。

　　[延伸]《十变》这本书或文章关于五脏和相关功能的配属关系与《素问·金匮真言论》《素问·阴阳应象大论》等多篇相合，只不过《内经》的配属系统更为广泛，还有变动、窍、志等。而五脏七神说，《素问·宣明五气》只讲五脏藏五神，与《灵枢·本神》也不完全一致。这里涉及精神心理层面，背后的含义较为深邃。

三十五 难

　　《三十五难》讲脏腑配属关系，原文：

　▶ 曰：五脏各有所腑皆相近，而心、肺独去大肠、小肠远者，何（谓）也？

　▶ 然：《经》言心营、肺卫，通行阳气，故居在上；大肠、小肠，传阴气而下，故居在下。所以相去而远也。

又诸腑皆阳也，清净之处。今大肠、小肠、胃与膀胱，皆受不净，其意何也？然：诸腑者，谓是非也。《经》言：小肠者，受盛之腑也；大肠者，传泻行道之腑也；胆者，清净之腑也；胃者，水谷之腑也；膀胱者，津液之腑也。一腑犹无两名，故知非也。小肠者，心之腑；大肠者，肺之腑；胆者，肝之腑；胃者，脾之腑；膀胱者，肾之腑。小肠谓赤肠，大肠谓白肠，胆者谓青肠，胃者谓黄肠，膀胱者谓黑肠。下焦之所治也。

[通解] 提问五脏与其配属的腑位置大多比较接近，而心和肺两脏却离它们分别配属的小肠和大肠较远，这是什么道理？解释说，《内经》讲心营和肺卫的运行方式与天宇相类，通行阳气（参见《三十二难》），所以位置在横膈以上。大肠小肠，是传导阴气从下排出体外，所以位置在横膈以下。一上一下，位置距离有些远。

提问者进一步说，腑的阴阳属性归于阳，是清净之处，但大肠、小肠、胃和膀胱，是接受消化食物、腐熟食物、传导糟粕的，所以并不那么清净，这要如何理解呢？解释说，认为诸腑都属清净，这是不正确的。《内经》说，小肠是接纳的腑；大肠是传导排泄的通道；胆是清净的腑；胃是接受水谷的腑；膀胱是主津液的腑（以上见《素问·灵兰秘典论》）。

一个腑并没有两个名称，所以，腑并非都是清净的，只有胆是清净的腑（它不直接与饮食物接触）。小肠是心脏对应的腑，大肠是肺脏对应的腑，胆是肝脏对应的腑，胃是脾脏对应的腑，膀胱是肾脏对应的腑。因此，小肠又称为赤肠，大肠又称为白肠，胆又称为青肠，胃又称为黄肠，膀胱又称为黑肠（每一脏和每一种颜色根据五行配属）。这些腑都受下焦之气的调节。

三十六 难

《三十六难》讲命门，原文：

▶ 曰：脏各有一耳，肾独有两者，何也？然：肾两者，非皆肾也。其左者为肾，右者为命门。命门者，诸神精之所舍，原气之所系也；男子以藏精，女子以系胞。故知肾有一也。

[通解]《三十六难》关于命门的论述引起后世诸多讨论。提问五脏中四脏是独一份的，只有肾脏有两个，这是什么道理？解释说，肾脏有两个，但并非都是肾。左边那个是肾，右边那个是命门。命门是精神的居所，是原气所赖以生成之处（参见《八难》），在男子发挥藏精的功能，在女子发挥联系胞宫的作用。因此，肾也是一个。

[释难] 不能单纯以解剖位置看本难，不然会引发很多误解。《八难》解释说："生气之原者，谓十二经之根本也，谓肾间动气也。"这句话很有分量，《难经》的作者用树作比，十分合理。观察过黄豆发芽可以形象地理解。所谓肾间动气，就是种子萌发时左右分为二的原气，那是生命的根本，如果那个气萌发出现问题，那么种子不能孕育出新的生命。而后，一颗种子分为了左右两爿，中间的芽往上，根往下。所以，肾即是原来的种子分体后的结果。《难经》作者将其视为形神的根本——神精之所舍，原气之所系，实际指的是这个。

那么，《难经》又为何要把两个肾解释为左肾右命门呢？很可能他们发现了肾上腺的作用，但是把肾上腺视为膏脂，把肾上腺的功能归于肾脏。于是就把原本归属于肾上腺的功能归于右肾，即，把肾与生殖、生长、精神相关的功能归于右肾，把余下的与排泄、主水的功能归于左肾（泌尿功能）。

[延伸]《内经》亦有命门之说：《素问·阴阳离合论》："太阳根起于至

阴,结于命门。"《灵枢·根结》:"太阳根于至阴,结于命门。命门者,目也。"《灵枢·卫气》:"命门者,目也。"《难经》命门观与《内经》命门观不一致。无论怎样,在那个久远的年代,《难经》作者们发现了肾和肾上腺的功能作用,并能够在当时条件下进行合理解释,记录成文,实属不易。

三十七 难

《三十七难》讨论五脏病理,原文:

▶ 曰:五脏之气,于何发起,通于何许,可晓以不?然:五脏者,当上关于九窍也。故肺气通于鼻,鼻和则知香臭矣;肝气通于目,目和则知黑白矣;脾气通于口,口和则知谷味矣;心气通于舌,舌和则知五味矣;肾气通于耳,耳和则知五音矣。五脏不和,则九窍不通;六腑不和,则留结为痈。邪在六腑,则阳脉不和,阳脉不和,则气留之;气留之,则阳脉盛矣。邪在五脏,则阴脉不和,阴脉不和,则血留之;血留之,则阴脉盛矣。阴气太盛,则阳气不得相营也,故曰格。阳气太盛,则阴气不得相营也,故曰关,阴阳俱盛,不得相营也,故曰关格。关格者,不得尽其命而死矣。

《经》言气独行于五脏,不营于六腑者,何也?然:气之所行也,如水之流,不得息也。故阴脉营于五脏,阳脉营于六腑,如环无端,莫知其纪,终而复始,而不覆溢,人气内温于脏腑,外濡于腠理。

[通解] 提问五脏的气,起源在哪里,通达于何处,可以知道吗?解释说,五脏和人体九窍中上部七窍相关联。肺气通达于鼻,鼻的功能正常可以辨别香臭;肝气通达于目,目的功能正常可以辨别黑白;脾气通达于口,口的功能正常,可以辨别谷物的味道;心气通达于舌,舌的功能正常就可以识别滋味;肾气通达于耳,耳的功能正常就可以辨识五音。五脏功

能的失调会令官窍功能失调，引起诸官窍不通；六腑功能的失调，就会造成糟粕在体内停滞结聚为痈脓。此处并未解释五脏气的来源，可能是因为之前《八难》《三十六难》原气之源解释过一遍，故不再赘述。

下面进一步解释五脏六腑功能失调的机制。外邪克伐于六腑，因为六腑在经络系统与阳脉相应，就会引起阳脉不和，气就会留滞于阳脉，引起阳脉邪气偏盛。外邪克伐五脏，因为五脏在经络系统与阴脉相应，就会引起阴脉不和，血就会瘀结于阴脉，引起阴脉邪气偏盛。如果阴气过于强盛，那么阳气不能发挥温养的作用，这种情况称为格。如果阳气太强盛，那么阴气不能发挥滋养的作用，这种情况称为关。如果阴气和阳气都太强盛，那么阴阳两气营养的作用都不能发挥，称为关格。关格就意味着不能活到天命的寿数要提早死亡。关格，在《三难》已介绍如何通过脉象进行识别。

进一步提问《内经》说气仅在五脏运行，而不营养六腑，怎么理解？解释说，气的运行，就好比水流，没有停歇。阴脉营养五脏，阳脉营养六腑，就好比在一个圆环中不停歇，终而复始，没有失度的运行，气在内营养脏腑，在外营养肌肤分理。言下之意，这个提问并不成立。

三十八 难

《三十八难》再次讨论三焦，原文：

▷ 曰：脏唯有五，腑独有六者，何也？然：所以腑有六者，谓三焦也。有原气之别焉，主持诸气，有名而无形，其经属手少阳。此外腑也，故言腑有六焉。

[通解] 本难提问脏只有五个，腑却有六个，为什么？其本质是在对三焦进行发问。解释说，腑之所以有六个，主要是三焦的问题。三焦不同于

其他腑，是与原气相随，主司引导全身之气，有名而无具体形态。它的经脉是手少阳经。三焦相对于其他五腑，位置在外，所以说腑有六个（参见《三十一难》）。

[释难]《灵枢》认为三焦是孤腑。《灵枢·本输》："三焦者，中渎之腑也，水道出焉，属膀胱，是孤之腑也，是六腑之所与合者。"《素问·玉机真脏论》认为脾脏是孤脏，《素问·调逆论》又说肾是孤脏。这个孤的意思应该是就某一脏的功能而言，是区别于其他脏腑有特别之处的意思。《三十八难》认为三焦是外腑，除了有空间位置上的偏外，还有从功能特别这一点理解的意思。

三十九 难

《三十九难》就脏腑数量问题进行讨论，原文：

▶ 曰：经言腑有五，脏有六者，何也？然：六腑者，止有五腑也。五脏亦有六脏者，谓肾有两脏也。其左为肾，右为命门。命门者，谓精神之所舍也；男子以脏精，女子以系胞，其气与肾通，故言脏有六也。腑有五者，何也？然：五脏各一腑，三焦亦是一腑，然不属于五脏，故言腑有五焉。

[通解]本难的提问并没有见于《内经》，其记载是腑有五，脏有六。解释说，六腑其实只有五腑。五脏如果说是有六脏，主要因为肾有两个。左边的是肾，右边的是命门。命门是精神的居所；在男子有藏精的功能，在女子与胞宫关联，命门的气与肾相通（参见《三十六难》），所以说脏有六。提问者进一步说，腑有五，怎么理解呢？解释说，五脏各有一个腑相配，三焦同样是一个腑，但是不属于五脏相对应的腑，所以说腑有五。这个问题和答复实则与《三十八难》一致。

四十 难

《四十难》讨论肺肾对应五官功能的问题，原文：

► 曰：经言，肝主色，心主臭，脾主味，肺主声，肾主液。鼻者，肺之候，而反知香臭；耳者，肾之候，而反闻声，其意何也？然：肺者，西方金也，金生于巳，巳者南方火，火者心，心主臭，故令鼻知香臭；肾者，北方水也，水生于申，申者西方金，金者肺，肺主声，故令耳闻声。

[通解] 提问医经上说，肝主色，心主嗅，脾主味，肺主声，肾主液；鼻是肺的征象，但是可以辨香臭，耳朵是肾的征象，但是可以听到声音，这是什么意思呢？解释说，肺对应西方金，金是生于巳，巳对应南方火，火对应人体的心，心主嗅，所以使鼻能辨香臭。肾对应北方水，水生于申，申对应西方金，金对应人体的肺，肺主声，所以使耳朵可以听到声音。

[释难] 本难运用五行相生的道理，以肺肾为例解释了五脏与五官功能。只不过《四十难》记载的医经并非《内经》，因为《内经》没有完整对应的原文，其五脏与色、嗅、味、声、液的对应关系属于两个不同方面的内容。因为，色、嗅、味、声，是五官的功能，液是人体的组成物质。或许这是更为古朴的医经。

四十一 难

《四十一难》讨论肝脏，原文：

► 曰：肝独有两叶，以何应也？然：肝者，东方木也，木者，春也。万物始生，其尚幼小，意无所亲，去太阴尚近，离太阳不远，犹有两心，故有两叶，亦应木叶也。

[**通解**] 提问五脏中肝有两叶，与什么相对应？解释说，肝脏在天与东方木相应，木就是春的意思。万物开始生发，尚处于幼年少小的阶段，可以认为是没有配属关系的阶段，这个时节距离冬令太阴很近，离开夏令太阳也不远（只间隔了阳明），就好像有两个发展中心，所以有两叶，也和草木初萌时有两叶相应。很可能当年讨论《四十一难》的学生和导师们看到过人体肝脏，尤其是有关韧带将肝脏分为左右两部分，称之为两叶（图8）。

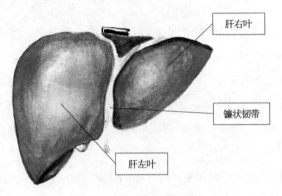

肝右叶

镰状韧带

肝左叶

图8　正常人体肝脏临摹图

四十二 难

《四十二难》讨论脏腑形态，分四个部分解释：

▶ 其一曰：人肠胃长短，受水谷多少，各几何？然：胃大一尺五寸，径五寸，长二尺六寸，横屈，受水谷三斗五升，其中常留谷二斗，水一斗五升。小肠大二寸半，径八分、分之少半，长三丈二尺，受谷二斗四升，水六升三合合之大半。回肠大四寸，径一寸半，长二丈一尺，受谷一斗，水七升半。广肠大八寸，径二寸半，长二尺八寸，受谷九升三合、八分合之一。故肠胃凡长五丈八尺四寸，合受水谷八斗七升六合、八分合之一。此肠胃长短，受水谷之数也。

[通解] 提问人体肠胃长短各是怎样的？分别可以接受多少水谷？解释说，胃横径一周有一尺五寸，上口内径五寸，长度有二尺六寸，位置是横向而且弯曲的，可以接受水谷三斗五升。其中常会留存谷二斗，水一斗五升。小肠横径二寸半，口径八又小半分，长度有三丈二尺，可以接受水谷二斗四升，水六升三合又大半合。回肠横径四寸，口径一寸半，长度二丈一尺，可以接受谷一斗，水七升半。大肠横径八寸，口径二寸半，长度二尺八寸，可以接受水谷九升三合又八分之一合。所以说，肠胃道总长五丈八尺四寸，可以接受水谷八斗七升六合又八分之一合。这就是胃肠道的长短和可接受水谷的数量。《四十二难》这个解剖学认识和《内经》基本一致，在《灵枢·平人绝谷》的总结部分云："肠胃之长，凡五丈八尺四寸，受水谷九斗二升一合合之大半，此肠胃所受水谷之数也。"

▶ 其二：肝重四斤四两，左三叶，右四叶，凡七叶，主脏魂。心重十二两，中有七孔三毛，盛精汁三合，主脏神。脾重二斤三两，扁广三寸，长五寸，有散膏半斤，主裹血，温五脏，主脏意。肺重三斤三两，六叶两耳，凡八叶，主脏魄。肾有两枚，重一斤一两，主脏志。

[通解] 肝的重量是四斤四两，左面三叶，右面四叶，一共七叶。古代的分叶，在《四十一难》有所涉及，只不过是大体分两叶，《四十二难》一定做了更详细的解剖（现代有五叶八段的划分法），主要有藏魂的功能。心脏重十二两，有七个孔和三个分支，有学者认为"三毛"指的是瓣膜腱索，从文字和象的角度看，可能经文指的是主动脉弓上的三条动脉分支（图9）。心可以装精汁三合，主要有藏神的功能。结合后文胆盛精汁三合，可以推知心脏精汁三合应该是指心脏精汁（正常人体心包液约30毫升，似乎可

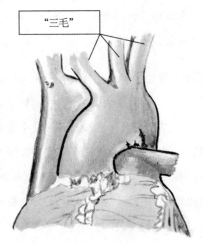

图9 心之"三毛"

推知《四十二难》"一合约10毫升") 而非心房心室内的积血。

脾脏重二斤三两,扁大三寸,长五寸,相连有松散的膏脂半斤(可能是指胰腺),有收纳血液的功能,温养五脏的功能和藏意的功能。肺脏重三斤三两,分六叶两个门,一共八个部分,主藏魄的功能。肾脏有两枚,重一斤一两,主藏志的功能。

[延伸]《内经》没有关于五脏重量的记载,考虑《灵枢·平人绝谷》篇幅很短,有可能是后半部分缺漏了。《四十二难》的重要性显而易见,可以确定古代医家的解剖实践。在对五脏器官实质进行描述后,还将五脏与神志功能有关的内容一并写入,表明中国医学自古就是将脏视为形和神的集合体,而非一个零部件。

► 其三:胆在肝之短叶间,重三两三铢,盛精汁三合,胃重二斤十四两,纡曲屈伸,长二尺六寸,大一尺五寸,径五寸,盛谷二斗,水一斗五升。小肠重二斤十四两,长三丈二尺,广二寸半,径八分、分之少半,左回叠积十六曲,盛谷二斗四升,水六升三合、合之大半。大肠重二斤十二两,长二丈一尺,广四寸,径一寸,当脐右回十六曲,盛谷一斗,水七升半。膀胱重九两二铢，纵广九寸，盛溺九升九合。

[通解] 此论六腑。胆在肝的短叶中间，重三两三铢，可容纳胆汁三合。胃重二斤十四两，迂曲弯折，可伸可屈，长二尺六寸，横径一周一尺五寸，开头处口径五寸，可以盛谷二斗，水一斗五升（与前文一致）。小肠重二斤十四两，长三丈二尺，横径一周二寸半，口径八分又小半分，向左堆叠十六个弯曲，可以盛谷二斗四升，水六升三合又大半合。大肠重二斤十二两，长二丈一尺，结合本难前文和《灵枢·肠胃》此处大肠即回肠，横径四寸，内径应为一寸半，围绕脐部向右迂回十六个弯曲，可以盛水一斗，水七升半。膀胱重九两二铢，纵向径九寸，可以盛尿液九升九合。

▶ 其四：口广二寸半，唇至齿长九分，齿以后至会厌，深三寸半，大容五合。舌重十两，长七寸，广二寸半。咽门重十两，广二寸半，至胃长一尺六寸。喉咙重十二两，广二寸，长一尺二寸，九节。肛门重十二两，大八寸，径二寸大半，长二尺八寸，受谷九升三合、八分合之一。

[通解] 嘴的横径二寸半，从唇到齿长九分（可以认为是口唇的厚度），从门齿到会厌深三寸半，可以容纳五合。舌重十两，长七寸，横径二寸半。咽门重十两，横径二寸半（《灵枢·肠胃》一寸半），到胃部的长度是一尺六寸。喉咙重十二两，横径二寸，长一尺二寸，有九节（可能指环状软骨、气管软骨）。肛门重十二两，横径八寸，开口二寸又大半，长二尺八寸，受谷九升三合又八分之一合。联系前文，"肛门"应指广肠（即《四十二难》将直肠至肛门段的二寸半范围称为广肠）。之所以说受谷九升余，因为水谷至此已化为糟粕。

[延伸]《四十二难》清晰告诉世人，中国古代的确有解剖实践。先辈们对脏腑的测量和认识表明这门医学从一开始就十分独特，将人体脏腑视为形与神的集合。其内容补充了《内经》的缺失，值得思考。兹汇总表格如下：

表 18　胃肠

器 官	重	大	径	长	形 态	受 谷	受 水
胃	二斤十四两	一尺五寸	五寸	二尺六寸	纡曲屈伸	二斗	一斗五升
小肠	二斤十四两	二寸半	八分分之少半	三丈二尺	左回叠积十六曲	二斗四升	六升三合合之大半
回肠（大肠）	二斤十二两	四寸	一寸半	二丈一尺	当脐右回十六曲	一斗	七升半
广肠（肛门）	十二两	八寸	二寸半	二尺八寸		九升三合、八分合之一	无
膀胱	九两二铢	九寸					*盛溺九升九合
胆	三两三铢						*盛精汁三合

表 19　五脏

器 官	重	形　态	脏
肝	四斤四两	左三叶，右四叶	魂
心	十二两	中有七孔三毛，盛精汁三合	神
脾	二斤三两	扁广三寸，长五寸，有散膏半斤，主裹血，温五脏	意
肺	三斤三两	六叶两耳，凡八叶	魄
肾	一斤一两	两枚	志

表 20　口齿咽喉

部位	重	大	长	形 态	容
口		二寸半	唇至齿长九分，齿以后至会厌，深三寸半		五合
舌	十两	二寸半	七寸		
咽门	十两		至胃长一尺六寸		
喉咙	十二两	二寸	一尺二寸		九节

四十三 难

《四十三难》讨论人在没有饮食的情况下能存活多久，原文：

▶ 曰：人不食饮，七日而死者，何也？然：人胃中当留谷二斗，水一斗五升。故平人日再至圊，一行二升半，一日中五升，七日五七三斗五升，而水谷尽矣。故平人不食饮七日而死者，水谷津液俱尽，即死矣。

[通解] 提问对人不饮食，可以存活七天，如何理解？解释说，人的胃中会留有谷二斗、水一斗五升（参见《四十二难》）。由于正常人每天解两次大便，一次可以排出二升半糟粕，一日就是五升，七天就是三斗五升（可知斗与升是十进制），相应的水谷也耗尽了。所以，正常人不饮食可以存活七天，水谷和津液都消耗殆尽而死亡。《四十三难》经文和《灵枢·平人绝谷》内容几乎一致。解释了一般情况下人不饮食也能存活的极限。

四十四 难

《四十四难》讨论七冲门，原文：

▶ 曰：七冲门何在？然：唇为飞门，齿为户门，会厌为吸门，胃为贲门，太仓下口为幽门，大肠小肠会为阑门，下极为魄门，故曰七冲门也。

[通解] 提问七冲门具体在哪里？解释说：唇是飞门，齿是户门，会厌是吸门，胃是贲门，太仓下口是幽门，大肠小肠相会之处是阑门，下极是魄门，就是所称的七冲门。

[释难] 冲，一字二音，念第一声，其含义为涌，向上之义。看唇、齿直至肛门，其运动方向都是一路向下，故此读音有待商榷。若念作第四声，

其含义是相对的意思。唇、齿皆上下相对；会厌咽喉相对；贲门、食管与胃相对；幽门胃与小肠相对；阑门大肠小肠相对；魄门体内体外之别。从这个角度看，《四十四难》所提的七冲门都是消化道上关键的环节，尤其是贲门以下至魄门（今肛门）的提法，影响至今。

四十五 难

《四十五难》讨论八会穴，原文：

▶ 曰：经言八会者，何也？然：腑会太仓，脏会季胁，筋会阳陵泉，髓会绝骨，血会膈俞，骨会大杼，脉会太渊，气会三焦外，一筋直两乳内也。热病在内者，取其会之气穴也。

[通解] 提问说医经上所称的八会（穴），是什么意思？解释说：腑会在胃，指胃脘部的中脘穴。脏会在季胁，指季胁部的章门穴。筋会在阳陵泉穴。髓会在悬钟穴。血会在膈俞穴。骨会在大杼穴。脉会在太渊穴。气会在膻中穴（平第四肋间隙）。由于横膈膜在人体两侧并非水平位，推测《四十五难》所说的一筋就是比横膈膜高点略高一点的位置。当人体有热病在里时，可以取这八个地方的穴位进行治疗。《内经》并未直接提出八会穴，本难所参考的应当是当时其他的医经。

四十六 难

《四十六难》讨论睡眠的问题，原文：

▶ 曰：老人卧而不寐，少壮寐而不寤者，何也？然：《经》言少壮者，血

气盛，肌肉滑，气道通，营卫之行不失于常，故昼日精，夜不瞑也。老人
血气衰，肌肉不滑，营卫之道涩，故昼日不能精，夜不得瞑也。故知老人
不得瞑也。

[通解] 提问老人平躺却不能入睡，少壮之人容易入睡还会睡不醒，这
是为什么？解释说：《内经》指出，少壮之年，血气充盛，肌肉滑利，气血
运行的道路畅通，营与卫的运行没有偏离正常状态，所以白天有精神，夜
间可以入睡而不会醒。老年人，气血衰少，肌肉不滑利，营与卫运行的道
路艰涩，所以白天精神不足，而夜间又睡不着。因此，老年人不能睡好。

[释难]《四十六难》是对《灵枢·营卫生会》老年人不能得到很好睡
眠的解释。其说，既是老年人年龄增长后的衰退表现，亦可理解为失眠症
发生的病理机制，即血气衰少，气道不畅。这也是笔者临床治疗失眠病的
主要依据。治疗重在畅通经脉。关于营卫运行的论述，可参见《三十难》。

四十七 难

《四十七难》讨论面部耐寒的问题，原文：

▶ 曰：人面独能耐寒者，何也？然：人头者，诸阳之会也。诸阴脉皆至
颈、胸中而还，独诸阳脉皆上至头耳，故令面耐寒也。

[通解] 提问人的面部相比其他部位更耐寒，原因是什么？解释说：人
的头部，是人体各条阳性经络汇聚之处。人体各条阴性经络均运行到颈部、
胸部就折返下行，唯独有阳性经络都向上运行到头面部和耳两侧，所以人
的面部耐寒。

[释难]"头为诸阳之会"的提法在《内经》中并无直接的文字，不过
其含义散见于各篇。《素问·上古天真论》女性"六七，三阳脉衰于上，面

皆焦"，可以看出太阳、阳明、少阳均到达面，故阳性经络气血衰少于头面，则面部发暗。《素问·阴阳离别论》又说："三阳在头，三阴在手"，指出阳性经络都在头部，而阴性经络在手部。《灵枢·逆顺肥瘦》更明确指出："手之三阴，从脏走手；手之三阳，从手走头；足之三阳，从头走足；足之三阴，从足走腹。"可见手足阳性经络均在头部汇聚。阳性经络在头部发挥阳热的作用，故而耐寒。

论·病·证

四十八 难

《四十八难》讨论人体三虚三实，原文：

▶ 曰：人有三虚三实，何谓也？然：有脉之虚实，有病之虚实，有诊之虚实也。脉之虚实者，濡者为虚，牢者为实；病之虚实者，出者为虚，入者为实；言者为虚，不言者为实；缓者为虚，急者为实。诊之虚实者，濡者为虚，牢者为实。痒者为虚，痛者为实；外痛内快，为外实内虚；内痛外快，为内实外虚，故曰虚实也。

[通解] 提问说人有三虚三实，是什么意思？解释说：分别是指脉有虚实，病有虚实，诊断有虚实。

脉有虚实，如濡脉是虚脉，牢脉是实脉（参见《六难》）。

病有虚实，如病势从内而外的为虚，如自汗；病势从外入里的为实，如外感六淫。病而能说话是虚，病而神昏不语是实。病情发展缓慢的是虚，发展迅速的是实。

诊断的虚实（此处濡牢与脉之虚实重复），痒是虚证，痛是实证。外部按诊疼痛加剧，脏腑按诊疼痛减轻，是属于外实内虚；脏腑按诊疼痛，体表按诊疼痛减轻是属于内实外虚。以上就是虚实。本难之虚与实并不完全指正虚与邪实。

表21 《四十八难》之虚实

分　类	虚	实
脉	濡	牢
病	出	入

（续表）

分　类	虚	实
病	言	不言
	缓	急
诊	痒	痛
	快	痛

四十九 难

《四十九难》对正经自病、五邪所伤等进行讨论，分六个部分解释：

▶ 其一曰：有正经自病，有五邪所伤，何以别之？然：忧愁思虑则伤心；形寒饮冷则伤肺；恚怒气逆，上而不下则伤肝；饮食劳倦则伤脾；久坐湿地，强力入水则伤肾。是正经之自病也。

[通解] 提问如何区分正经自病和五邪所伤？解释说：忧愁思虑会伤害心脏（《灵枢·邪气脏腑病形》下同："忧愁恐惧则伤心"）；形体本有寒，还喝寒凉的饮品会伤害肺脏（"形寒寒饮则伤肺"）；发怒气往上逆而不能下降会伤害肝脏（"有所大怒，气上而不下，积于胁下，则伤肝"）；饮食不节过劳体倦会伤脾脏（"有所击仆，若醉入房，汗出当风则伤脾"）；经常居住在潮湿的环境或强用体力又感受水邪，都会损伤肾脏（"用力举重，若入房过度，汗出浴水，则伤肾"）。本难与《内经》经文除脾病外，基本一致。

▶ 其二：何谓五邪？然：有中风，有伤暑，有饮食劳倦，有伤寒，有中湿。此之谓五邪。假令心病，何以知中风得之？然：其色当赤。何以言之？肝主色，自入为青，入心为赤，入脾为黄，入肺为白，入肾为黑。肝为心邪，故知当赤色也。其病身热，胁下满痛，其脉浮大而弦。

[通解] 提问五邪是指哪些？解释说：五邪是指中风、伤暑、饮食劳倦、伤寒和中湿。进一步问：如果心有病，如何知道是中风？解释说：其面色应当是红赤。为什么这么说呢？解释说：因为肝与风相应，肝中风则表现为青色，风入于心为赤色，入于脾为黄色，入于肺为白色，入于肾为黑色。肝邪入于心，所以其色为赤。症状还有身热，两胁肋下胀满疼痛，脉象浮大而弦。《金匮要略》心中风的表现与之类似：翕翕发热，不能起，心中饥，食即呕吐。

▶ 其三：何以知伤暑得之？然：当恶臭。何以言之？心主臭，自入为焦臭，入脾为香臭，入肝为臊臭，入肾为腐臭，入肺为腥臭。故知心病伤暑得之，当恶臭。其病身热而烦，心痛，其脉浮大而散。

[通解] 如果心病，何以知晓是伤暑？解释说：应当有厌恶焦的气味表现（根据后文自入为焦臭）。为什么这么说？因为心主焦味（前文焦字可能脱漏），心与暑相应，心伤暑，则表现为厌恶焦的气味，脾伤暑表现为厌恶香的气味，肝伤暑表现为厌恶臊味，肾伤暑表现为厌恶腐味，肺伤暑表现为厌恶腥味。所以说，如果是伤暑影响心脏，会厌恶焦的气味。同时，还有身热且烦躁、心痛的表现，脉象是浮大而散。

▶ 其四：何以知饮食劳倦得之？然：当喜苦味也。虚为不欲食，实为欲食。何以言之？脾主味，入肝为酸，入心为苦，入肺为辛，入肾为咸，自入为甘。故知脾邪入心，为喜苦味也。其病身热而体重，嗜卧，四肢不收，其脉浮大而缓。

[通解] 如果心病，何以知晓是伤于饮食劳倦呢？解释说：应当有喜欢苦味的表现。为什么这么说呢？饮食劳倦与脾相应。脾主味，肝伤于此则喜欢酸味，心伤于此则喜欢苦味，肺伤于此则喜欢辛味，肾伤于此则喜欢

咸味，脾自伤则表现为喜欢甘味。所以说，饮食劳倦伤于心则表现为喜欢苦味。还有身热、体重，嗜睡，四肢不困重的症状，脉象是浮大而缓和。

▶ 其五：何以知伤寒得之？然：当谵言妄语。何以言之？肺主声，入肝为呼，入心为言，入脾为歌，入肾为呻，自入为哭。故知肺邪入心，为谵言妄语也。其病身热，洒洒恶寒，甚则喘咳，其脉浮大而涩。

[通解] 如果心病，何以知晓是伤寒引起呢？解释说：应当有意识不清的胡言乱语。为什么这么说？因为伤寒与肺相应。肺主声，肝伤寒则表现为呼喊，心伤寒表现为多言，脾伤寒表现为好歌，肾伤寒表现为呻吟，肺脏自伤于寒则为哭。所以说，心伤寒，表现为意识不清的胡言乱语。还有身热，怕冷，严重者有咳喘的症状，脉象浮大而涩。

▶ 其六：何以知中湿得之？然：当喜汗出不可止。何以言之？肾主湿，入肝为泣，入心为汗，入脾为涎，入肺为涕，自入为唾。故知肾邪入心，为汗出不可止也。其病身热，而小腹痛，足胫寒而逆，其脉沉濡而大。此五邪之法也。

[通解] 如果心病，何以知晓是中湿引起呢？解释说：应当会有容易出汗不止的症状。为什么这么说？因为中湿与肾相应。肾主液（参见《四十难》），肝中湿则表现为多泪，心中湿表现为多汗，脾中湿表现为痰涎多，肺中湿表现为鼻涕多，肾自中湿表现为唾多。所以说心中湿，表现为多汗不止，还有身热，小腹痛，下肢寒从足部上逆胫骨，其脉象沉濡而大。这就是五邪所伤的辨识方法。

[释难] 正经自病，主要是指引起五脏所伤的五种主要情况。五邪所伤，是指五脏与自然界五邪对应，某一脏所应之邪伤人五脏的表现。《四十九难》以心病为例，进行说明。应该说，这是非常标准的依据《内经》原理辨析的过程，部分症状表现在临床实际所见不多。其脉象描述：心中风其脉为心肝主脉的复合脉，心伤暑为心脉，心伤于饮食劳倦为心脾

主脉的复合脉，心伤寒为心肺主脉的复合脉，心中湿为心肾主脉的复合脉（参见《四难》）。

表22　《四十九难》五邪所伤

五邪所伤	心	肝	脾	肺	肾
中　风	色赤，身热，胁下满痛，脉浮大而弦	色青	色黄	色白	色黑
伤　暑	恶焦臭，身热而烦，心痛，脉浮大而散	恶臊	恶香	恶腥	恶腐
饮食劳倦	喜苦味，身热而体重，嗜卧，四肢不收，脉浮大而缓	喜味酸	喜味甘	喜味辛	喜味咸
伤　寒	谵言妄语，病身热，洒洒恶寒，甚则喘咳，脉浮大而涩	多呼	多歌	多哭	多呻
中　湿	喜汗出不可止，身热，而小腹痛，足胫寒而逆，脉沉濡而大	多泪	多涎	多涕	多唾

五十 难

《五十难》讨论五邪，原文：

▶ 曰：病有虚邪，有实邪，有贼邪，有微邪，有正邪，何以别之？然：从后来者为虚邪，从前来者为实邪，从所不胜来者为贼邪，从所胜来者为微邪，自病者为正邪。何以言之？假令心病，中风得之为虚邪，伤暑得之为正邪，饮食劳倦得之为实邪，伤寒得之为微邪，中湿得之为贼邪。

[通解] 提问如何区分虚邪、实邪、贼邪、微邪和正邪这五邪所致病？解释说：从后方来的是虚邪，此后方不是指背部，根据下文意思，是指五行中生我之脏（母脏）；从前方来的是实邪，前方指的是所生之脏（子脏）；从所不胜之脏来的是贼邪（大病）；从所胜脏来的是微邪（小邪）；本脏自病是正邪。

之所以这样说，可以通过一个案例加以说明：若心脏得病，因中风（母脏肝之主病）而来，就是虚邪，伤暑（本脏心之主病）是正邪，因饮食劳倦（子脏脾之主病）而来是实邪，因伤寒（所胜之脏肺之主病）而来是微邪，因中湿（所不胜脏肾之主病）而来而来是贼邪（参见《四十九难》）。

表23 《五十难》五脏所伤对应表

五 脏	中 风	伤 暑	饮食劳倦	伤 寒	中 湿
肝	本脏/正邪	前/实邪	所胜/微邪	所不胜/贼邪	后/虚邪
心	后/虚邪	本脏/正邪	前/实邪	所胜/微邪	所不胜/贼邪
脾	所不胜/贼邪	后/虚邪	本脏/正邪	前/实邪	所胜/微邪
肺	所胜/微邪	所不胜/贼邪	后/虚邪	本脏/正邪	前/实邪
肾	前/实邪	所胜/微邪	所不胜/贼邪	后/虚邪	本脏/正邪

五十一 难

《五十一难》就寒温等不同病候判断脏腑病位进行讨论，原文：

▶ 曰：病有欲得温者，有欲得寒者，有欲得见人者，有不欲得见人者，而各不同，病在何脏腑也？

▶ 然：病欲得寒，而欲见人者，病在腑也；病欲得温，而不欲见人者，病在脏也。何以言之？腑者阳也，阳病欲得寒，又欲见人；脏者阴也，阴病欲得温，又欲闭户独处，恶闻人声。故以别知脏腑之病也。

[通解] 病人有喜欢温暖的，有喜欢凉快的，有喜欢见到人的，有厌恶见到人的，病候各不相同，是何脏何腑有病呢？解释说：得病的人喜欢凉快而且想要见人的，病在腑；喜欢温暖而厌恶见到人的，病在脏。之所以这样说，是因为腑属于阳，阳病就倾向于接近寒凉，也喜欢见人。脏属于

阴，阴病就倾向于接近温暖，也喜欢独自居处，厌恶人声。所以，可以通过这些病候区别脏和腑的疾病。

[释难] 关于见人与厌恶见人的判断，有临床意义，尤其是对于神志疾病。当前，常欲闭门独处，与家人保持距离者，不在少数。尤其是一些学生，经常封闭自己。按照《五十一难》判断，就属阴病，脏病，程度较腑病深。

五十二 难

《五十二难》讨论脏腑病位，原文：

▶ 曰：腑脏发病，根本等不？然：不等也。其不等奈何？然：脏病者，止而不移，其病不离其处；腑病者，仿佛贲响，上下行流，居处无常。故以此知脏腑根本不同也。

[通解] 提问脏和腑发病时，病位是否相同？解释说：不相同。提问说脏腑病位不同如何区分呢？解释说：如果是脏发病，那么其病位静止，固定不移，这样病灶就不会离开原处；如果腑发病，就会发出类似气流奔走的声音，或向上逆行，或向下顺流，病灶没有固定之处。所以说，脏和腑发病病位不同。

[释难] 有一些释文把根本理解为"本质""从根本上说"的意思，这样的理解未免不妥。《五十一难》所讨论的是脏病与腑病病势和外在表现形式上的差异。根据《五十二难》经义，讨论内容围绕疾病病位。"根"与"本"实为一个意思，都指根基。所以，将根本理解为病位更适合。所要指出的是，《五十二难》探讨的病种不详，从文字描述看，腑病应指的是消化道功能性疾病。脏病可能与前《四十九难》和《五十难》所说的五邪致病相似，都是本脏的病变。

五十三 难

《五十三难》讨论传变，原文：

▷ 曰：经言七传者死，间传者生，何谓也？然：七传者，传其所胜也。间脏者，传其子也。何以言之？假令心病传肺，肺传肝，肝传脾，脾传肾，肾传心，一脏不再伤，故言七传者死也。间传者，传其所生也。假令心病传脾，脾传肺，肺传肾，肾传肝，肝传心，是母子相传，竟而复始，如环无端，故曰生也。

[通解] 提问说医经上写七传的预后不良，间脏而传的预后良好，怎么理解呢？解释说七传，意思是传其所胜脏。间脏而传是传其子。举个例子来说明，假如心有病传至肺，肺传至肝，肝传至脾，脾传至肾，肾传至心，由于一脏不能再传本脏，所以说七传的预后不良。间传的意思是传至所生脏。如果心病传脾，脾传肺，肺传肾，肾传肝，肝传心。所以，间传是母子相传。周而复始，像没有开口的闭环那样，所以说是生。七传的概念乍一看有点难懂，参见下图所示。

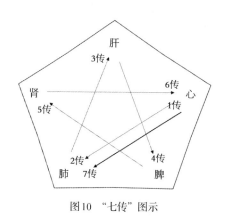

图10 "七传"图示

[释难] 一传指的是一脏，而不是一次传递，所以第七传，就是肺进入

第二个传递循环。根据《五十三难》经义，一脏不可二次受病传。所以当发生七传时，其病预后差。一脏不可发生二次传主因在于所克脏已经受邪，没有能力再接受新的一次病邪传导。相生和相克的传导方法预后截然不同，这点可供临床判断预后做参考。

五十四 难

《五十四难》讨论脏腑病治疗难易，原文：

▶ 曰：脏病难治，腑病易治，何谓也？然：脏病所以难治者，传其所胜也；腑病易治者，传其子也。与七传、间脏同法也。

[通解] 提问脏病难治，腑病易治，怎么理解？解释说，脏病之所以难治，是因为脏病容易传其所胜脏；腑病之所以容易治，是因为腑病传其子。这和七传、间传的道理一样。

[释难] 如果说脏病七传或间传容易理解，那么腑病传其子如何理解？尝试从五行相生关系探讨一下：胆生小肠？小肠生胃？胃生大肠？大肠生膀胱？膀胱生胆？这个路径在《内经》中没有讨论过。当笔者作为一个学中医的人看到这个相生关系时，也产生了困惑。这种困惑会不会就如同不学中医的人看到五脏相生时的那种感受一样呢？所以，应该换一个角度理解，即"腑病传其对应脏所生脏的对应腑"。举一例：胆的对应脏为肝，肝所生脏为心，心对应腑为小肠，所以胆病传小肠，以此类推。

[延伸] 在《素问·标本病传》和《灵枢·病传》都说"诸病以次是相传，如是者，皆有死期，不可刺。间一脏止及至三四脏者，乃可刺也"。此处的"次"似乎可以理解为七传的所胜脏。

五十五 难

《五十五难》讨论积聚之差异，原文：

▶ 曰：病有积、有聚，何以别之？然：积者，阴气也；聚者，阳气也。故阴沉而伏，阳浮而动。气之所积，名曰积；气之所聚，名曰聚。故积者，五脏所生；聚者，六腑所成也。积者，阴气也，其始发有常处，其痛不离其部，上下有所终始，左右有所穷处；聚者，阳气也，其始发无根本，上下无所留止，其痛无常处谓之聚。故以是别知积聚也。

[通解] 提问积病和聚病如何区别？解释说：积病是指阴邪之气积，聚病是阳邪之气聚。所以，阴邪之气致病的脉象沉伏，阳邪之气致病的脉象浮动。阴邪之气积少成多，称之为积；阳邪之气聚集，称之为聚。所以说，积病是五脏所发生；聚病是六腑所发生。积病，属于阴邪，发病有固定的病位，会在病位处发生疼痛，病位的上下左右都有边界。聚病，属于阳邪，发病没有定位，病位边界不清，疼痛没有定处。这就是积病和聚病的差异。

[释难] 很多人会认为积聚与肿瘤有关，按《五十五难》经义，恐怕还不止于肿瘤，范围可能更广。另外，积者五脏所生，聚者六腑所成，可理解为治疗原则，即积从脏论治，聚从腑论治。上海市名中医王文健教授立益气散聚法治疗代谢综合征，以黄芪益脾气，以蒲黄、黄连、泽泻、茵陈散腑之聚，临床疗效显著值得学习。

五十六 难

《五十六难》进一步细化讨论五脏积，分五个部分解释：

▶ 其一曰：五脏之积，各有名乎？以何月、何日得之？然：肝之积，名曰肥气，在左胁下，如覆杯，有头足。久不愈，令人发咳逆疟疟，连岁不已。以季夏戊己日得之。何以言之？肺病传于肝，肝当传脾，脾季夏适王，王者不受邪，肝复欲还肺，肺不肯受，故留结为积。故知肥气以季夏戊己日得之。

[通解] 提问五脏的积病是否各有病名？在什么时候容易得五脏积病？解释说：肝脏的积病，病名是肥气，病位在左侧胁下，像倒扣的杯子，在上有一个头，在下有两个分叉称为足。如果病久未痊愈，就会令人发咳嗽、往来寒热一类的病证，并持续一年余不能痊愈。通常在长夏（五行属土）的戊己日（五行属土）容易得病。之所以这样说，是因为肺脏的病传导至肝，肝应当传导至脾，脾属土，在长夏是主时，不容易受邪，肝邪将反传于肺，但肺已有邪不能受，于是停留发为肝积病。所以，就知道长夏的戊己日是肝积病最容易发作的时候。

▶ 其二：心之积，名曰伏梁，起脐上，大如臂，上至心下。久不愈，令人病烦心。以秋庚辛日得之。何以言之？肾病传心，心当传肺，肺以秋适王，王者不受邪，心复欲还肾，肾不肯受，故留结为积。故知伏梁以秋庚辛日得之。

[通解] 心脏的积病，称为伏梁，病位发起于脐上，如同手臂一样粗，向上发展到心下的部位。如果未能治愈，病久会令人烦心，应当是在秋季（五行属金）的庚辛日（五行属金）发病。之所以这样说，是因为肾的病邪容易传导至心，心应当将病邪传导至肺，肺属金在秋季是主时，不容易受邪，心邪将反传于肾，但肾已有病邪不能受，于是停留发为积病。所以，就知道秋天的庚辛日是伏梁容易发作的时候。

▶ 其三：脾之积，名曰痞气，在胃脘，覆大如盘。久不愈，令人四肢不收，发黄疸，饮食不为肌肤。以冬壬癸日得之。何以言之？肝病传脾，脾当传肾，肾以冬适王，王者不受邪，脾复欲还肝，肝不肯受，故留结为积。故知痞气以冬壬癸日得之。

[通解] 脾脏的积病，称为痞气，病位在胃脘部，像倒扣的大盘，如果未能治愈，病久会令人四肢松懈而不能内收，而且发黄疸，饮食物不能转化为营养物质滋养肌肉皮肤，应当是在冬季（五行属水）的壬癸日（五行属水）发病。之所以这样说，是因为肝的病邪容易传导至脾，脾应当将病邪传导至肾，肾属水在冬季是主时，不容易受邪，脾邪将反传于肝，但肝已有病邪不能受，于是停留发为积病。所以，就知道冬天的壬癸日是痞气容易发作的时候。

▶ 其四：肺之积，名曰息贲，在右胁下，覆大如杯。久不已，令人洒渐寒热，喘咳，发肺痈。以春甲乙日得之。何以言之？心病传肺，肺当传肝，肝以春适王，王者不受邪，肺复欲还心，心不肯受，故留结为积。故知息贲以春甲乙日得之。

[通解] 肺脏的积病，称为息贲，病位在右胁下，像倒扣的杯子，如果未能治愈，病久会令人畏寒发热，喘咳，发作肺痈，应当是在春季（五行属木）的甲乙日（五行属木）发病。之所以这样说，因为心的病邪容易传导至肺，肺应当将病邪传导至肝，肝属木在春季是主时，不容易受邪，肺邪将反传于心，但心已有病邪不能受，于是停留发为积病。所以，就知道春天的甲乙日是息贲容易发作的时候。

▶ 其五：肾之积，名曰贲豚，发于少腹，上至心下，若豚状，或上或下无时。久不已，令人喘逆，骨痿少气。以夏丙丁日得之。何以言之？脾病传肾，肾当传心，心以夏适王，王者不受邪，肾复欲还脾，脾不肯受，故留结为积。故知贲豚以夏丙丁日得之。此五积之要法也。

[通解] 肾脏的积病，称为奔豚，病位在少腹，向上到心下，像江豚一

样的起伏状，如果未能治愈，病久会令人喘逆，骨痿少气，应当是在夏季（五行属火）的丙丁日（五行属火）发病。之所以这样说，因为脾病邪容易传导至肾，肾应当将病邪传导至心，心属火在夏季是主时，不容易受邪，肾邪将反传于脾，但脾已有病邪不能受，于是停留发为积病。所以，就知道夏天的丙丁日是奔豚容易发作的时候。这就是识别五脏积病的主要方法。

表24　《五十六难》五积

五积	病名	病　位	特　征	症　状	好发时间
肝积	肥气	左胁下	有头足	发咳逆，疟，连岁不已	季夏戊己日
心积	伏梁	脐上至心下	大如臂	病烦心。以秋庚辛日得之	秋庚辛日
脾积	痞气	胃脘	覆大如盘	四肢不收，发黄疸，饮食不为肌肤	冬壬癸日
肺积	息贲	在右胁下	覆大如杯	洒淅寒热，喘咳，发肺壅	春甲乙日
肾积	奔豚	少腹，上至心下	若豚状，或上或下无时	喘逆，骨痿少气	夏丙丁日

　　[释难] 本难所说的发病时间原理，来源于天人相应观，季节、日期与脏腑之气盛衰相应。所以，每个脏腑积病都有好发时间。积病之初是五脏功能失调，如果未加注意，积久就会发作为严重的疾病。疾病传变的路径可以参见《五十三难》。

五十七 难

　　《五十七难》讨论泄下病，原文：

　　▶ 曰：泄凡有几？皆有名不？然：泄凡有五，其名不同。有胃泄，有脾泄，有大肠泄，有小肠泄，有大瘕泄，名曰后重。胃泄者，饮食不化，色黄。脾泄者，腹胀满，泄注，食即呕吐逆。大肠泄者，食已窘迫，大便色白，肠鸣切痛。小肠泄者，溲而便脓血，少腹痛。大瘕泄者，里急后重，数至圊而不能便，茎中痛。此五泄之要法也。

[通解] 提问泄下病有几类？是否都有病名？解释说：泄下病大类有五种，各有病名，称为胃泄、脾泄、大肠泄、小肠泄和大瘕泄（名为"后重"）。胃泄的特征是大便中有不消化的食物，颜色黄；脾泄的特征表现是腹部胀满，泄下如注，吃东西就会上逆呕吐；大肠泄的特征是吃东西后便意急切，大便色白，腹中肠鸣绞痛；小肠泄的特征是每遇小便时要大便下脓血，少腹部痛；大瘕泄的特征是便意急切而解出困难，甚至数次如厕不能解出大便，尿路疼痛。以上就是五泄的特征与辨别要法。

表25 《五十七难》五泄特征

名　　称	特　　征
胃　泄	饮食不化，色黄
脾　泄	腹胀满，泄注，食即呕吐逆
大肠泄	食已窘迫，大便色白，肠鸣切痛
小肠泄	溲而便脓血，少腹痛
大瘕泄（后重）	里急后重，数至圊而不能便，茎中痛

五十八 难

《五十八难》讨论伤寒，分两部分解释：

▶ 其一曰：伤寒有几？其脉有变不？然：伤寒有五，有中风，有伤寒，有湿温，有热病，有温病，其所苦各不同。中风之脉，阳浮而滑，阴濡而弱；湿温之脉，阳濡而弱，阴小而急；伤寒之脉，阴阳俱盛而紧涩；热病之脉，阴阳俱浮，浮之而滑，沉之散涩；温病之脉，行在诸经，不知何经之动也，各随其经所在而取之。

[通解] 提问伤寒有几种？脉象是否有不同的变化？解释说：伤寒有五种，分别是中风、伤寒、湿温、热病、温病，每一种病各自有不同的表现。中风的脉象，阳脉浮滑，阴脉濡弱；湿温的脉象，阳脉濡弱，阴脉小急；伤寒的脉，阴脉阳脉都有力而且紧涩；热病的脉象，阴脉和阳脉都浮，轻取滑，重取散而涩；温病的脉象，病邪在各经传变，不能确定是哪一经感邪，分别根据所中邪之经而取脉。《难经》时代对温病的把握尚较为宏观，不及前四种细致。本难脉位的阴阳可参见《二难》。

▶ 其二：伤寒有汗出而愈，下之而死者；有汗出而死，下之而愈者，何也？然：阳虚阴盛，汗出而愈，下之即死；阳盛阴虚，汗出而死，下之而愈。寒热之病，候之如何也？然：皮寒热者，皮不可近席，毛发焦，鼻槁，不得汗；肌寒热者，肌痛，唇舌槁，无汗；骨寒热者，病无所安，汗注不休，齿本槁痛。

[通解] 又提问伤寒有发汗后痊愈，有攻下后死亡的情况；也有发汗后死亡，攻下后痊愈的情况，如何认识？解释说：阳脉虚阴脉有力，发汗可以治愈，攻下就死亡（阳脉虚，表明病在外，故发汗愈）；阳脉有力阴脉虚，发汗死亡，攻下可以治愈（阴脉虚，表明病在里，故攻下而愈）。

再提问说畏寒发热的病，如何诊断？解释说：寒热在皮肤的，皮不可接近席子，毛发焦黑，鼻干，无汗；寒热在肌肉的，肌肉痛，口唇舌体干；寒热在骨的，浑身不适，汗出不止，齿龈干痛。

[延伸] 关于寒热表现，《灵枢·寒热病》记载更为详细："皮寒热者，不可附席，毛发焦，鼻槁腊。不得汗，取三阳之络，以补手太阴。肌寒热者，肌痛，毛发焦而唇槁腊。不得汗，取三阳于下，以去其血者，补足太

阴，以出其汗。骨寒热者，病无所安，汗注不休。齿未槁，取其少阴于阴股之络；齿已槁，死不治。骨厥亦然。骨痹，举节不用而痛，汗注、烦心。取三阴之经，补之。"本难代表了《难经》对外感的认识水平。

五十九 难

《五十九难》讨论癫狂病，原文：

▶ 曰：狂癫之病，何以别之？然：狂疾之始发，少卧而不饥，自高贤也，自辨智也，自贵倨也，妄笑好歌乐，妄行不休是也，癫疾始发，意不乐，僵仆直视。其脉三部阴阳俱盛是也。

[通解] 提问狂病和癫病如何区别？解释说：狂病最初发作时，睡眠减少，无饥饿感，自恃为高士贤人，自认有大智辩才，独自高傲，笑失常度，喜欢歌唱，不停地乱走。癫病（此指癫痫病）最初发作时，常会给人一种闷闷不乐的感觉，形体僵直，扑倒在地，两目直视。癫狂病的病人三部脉（当指天地人三部）阴阳取法（参见《四难》）都是盛脉。由于狂病和癫病性质不同，《五十九难》是将两者统说在一起，若要细分一下，则三部阳脉盛为狂（《灵枢·九针论》邪入于阳，则为狂……转则为癫疾）。在《内经》中有专篇讨论癫狂，本难开首并无"经言"二字，但主要症状描述与《内经》相同。

[延伸] 下面看《灵枢·癫狂》关于癫狂的主要经文，进一步加强认识：

一、癫病：癫疾始生，先不乐，头重痛，视举目赤，甚作极，已而烦心。候之于颜。取手太阳、阳明、太阴，血变为止。癫疾始作，而引口啼呼喘悸者，候之手阳明、太阳。左强者，攻其右；右强者，攻其左，血变为止。癫疾始作，先反僵，因而脊痛，候之足太阳、阳明、太阴、手太阳，血变为止。治癫疾者，常与之居，察其所当取之处。病至，视之有过者泻之（具体治法略）。从经文可以判断，《灵枢·癫狂》所论之癫类似"癫痫"，后文还将癫病分骨癫、筋癫、脉癫，各有论。

二、狂病：狂始生，先自悲也，喜忘、苦怒、善恐者得之忧饥，治之取手太阳、阳明，血变而止，及取足太阴、阳明。狂始发，少卧不饥，自高贤也，自辩智也，自尊贵也，善骂詈，日夜不休，治之取手阳明太阳太阴舌下少阴。狂言，惊，善笑，好歌乐，妄行不休者，得之大恐，治之取手阳明太阳太阴。狂，目妄见，耳妄闻，善呼者，少气之所生也；治之取手太阳太阴阳明，足太阴头两颥。狂者多食，善见鬼神，善笑而不发于外者，得之有所大喜，治之取足太阴太阳阳明，后取手太阴太阳阳明。

《内经》经文与本难相近，而更为完备，表明古代医家识别了狂癫病，并提出治法，为后世的诊疗打下基础。

六十 难

《六十难》论述头痛与心痛，原文：

▶ 曰：头心之病，有厥痛，有真痛，何谓也？然：手三阳之脉，受风寒，伏留而不去者，则名厥头痛；入连在脑者，名真头痛。其五脏气相干，名厥心痛；其痛甚，但在心，手足青者，即名真心痛。其真心痛者，旦发夕死，夕发旦死。

[通解] 提问围绕头痛和心痛的厥痛与真痛两种不同类型，请教应该如何区分？解释说：三条手阳经，受到风寒病气侵袭，风寒入经脉停留不去，受经络分布影响（《灵枢·逆顺肥瘦》：手之三阳，从手走头），就会发生厥头痛。如果风寒循经入脑，就称为真头痛（《灵枢·厥病》：真头痛，头痛甚，脑尽痛，手足寒至节，死不治）。

五脏病气犯于心（联系下文，除了心痛外，还有他脏的疼痛病证），称为厥心痛。如果只是心脏疼痛剧烈，手和足发青，就称为真心痛。真心痛在白天发作那么晚上就会死，在晚上发作那么次日白天就会死（《灵枢·厥病》：真心痛，手足清（音 qìng）至节，心痛甚，日发夕死，夕发旦死）。

[释难] 头与心的痛症与寒关系密切。从《灵枢·厥病》所描述的多种疼痛情况看，厥头痛可能至少包含风寒外袭的头痛，真头痛与颅内病变引起颅内压升高有关。厥心痛既包含胸痹心痛，也有胃痛；真心痛属心血凝滞的危重症。

[延伸] 本难归纳两个器官厥痛和真痛之病机，补《灵枢·厥病》所缺。汉代治疗胸痹心痛用温阳化饮药，而不是从瘀血入手。当前医生更多从瘀血入手，动辄活血化瘀，试问心阳闭阻，心血凝滞，如何行血？《金匮要略》妙法，至今意义重大。至于上工，于温通心阳之际，尚加补肾治水之品，真乃水火既济之妙！经典，其意义在于医学思想的指导，经久不衰。

六十一难

《六十一难》讨论诊法综合运用的水平，原文：

▶ 曰：经言，望而知之谓之神，闻而知之谓之圣，问而知之谓之工，切脉而知之谓之巧。何谓也？然：望而知之者，望见其五色，以知其病。闻而知之者，闻其五音，以别其病。问而知之者，问其所欲五味，以知其病所起所在也。切脉而知之者，诊其寸口，视其虚实，以知其病，病在何脏腑也。经言，以外知之曰圣，以内知之曰神，此之谓也。

[通解] 根据医经上关于诊法判断医术高明的经文提问，通过望诊可以

知道病情的称之为神，通过闻诊可以知道病情的称之为圣，通过问诊可以知道病情的称之为工，通过切脉可以知道病情的称之为巧，应该如何理解呢？查《内经》并无此原文，只是在《灵枢·脏腑邪气病形》有一句："见其色，知其病，命曰明。按其脉，知其病，命曰神。问其病，知其处，命曰工。"《素问·至真要大论》也有一句经文"工巧神圣，可得闻乎"，至少说明当时确有类似提法。

解释说：通过望诊知道病情，主要是望病人的五色明辨病状，《灵枢·五阅五使》云："五色之见于明堂，以观五脏之气"，另有《灵枢·五色》专题讨论。通过闻诊知道病情，主要是听病人五音明辨病状；《灵枢·五音五味》云："圣人之通万物也，若日月之光影，音声鼓响，闻其声而知其形。"通过问诊知道病情，主要是问病人所喜好的五味而知道病因和病位；《灵枢·五味》云："五味各走其所喜"，另有《灵枢·五味论》专题讨论。通过切病人脉象知道病情，主要是诊病人寸口脉，通过判断虚实了解病状，知道病在哪个脏腑。整部《难经》前廿二篇都在讲脉法。

解释的最后又引一部医经说"以外知之曰圣，以内知之曰神"进行总结。这句经文亦未见《内经》，如果以望、闻为外知，以问、切为内知，则望闻知之统称为圣，问切知之统称为神。这句话似乎与发问不一致，但笔者认为《难经》作者的意思就是在说，高明的医生要掌握望闻问切。《灵枢·脏腑邪气病形》云："色脉形肉，不得相失也。故知一则为工，知二则为神，知三则神且明矣"，可见，最高境界是神明，不能只是神，关键在明。所以，大可不必纠结于神圣工巧，而是强调要做神而明之的医生。

论 ◉ 腧 ◉ 穴

六十二 难

《六十二难》讨论五输穴，原文：

► 曰：脏井、荥有五，腑独有六者，何谓也？然：腑者，阳也。三焦行于诸阳，故置一俞，名曰原。腑有六者，亦与三焦共一气也。

[通解] 提问五脏经脉有井、荥、输、经、合五输穴，而六腑经脉有六输，怎么理解呢？解释说：腑属阳。三焦经行诸腑，所以每条腑经上有一个腧穴，称为原穴。这就是六腑和三焦共一气。

[释难]《灵枢·九针十二原》云："五脏五俞，五五二十五俞，六腑六俞，六六三十六俞"，这句恐怕就是提问者的发问来源。其中，五输穴的含义是"所出为井，所溜为荥，所注为俞，所行为经，所入为合"（《灵枢·九针十二原》）。所有这些腧穴都是通行二十七气所过，所谓二十七气，指的是"经脉十二，络脉十五，凡二十七气，以上下"（《灵枢·九针十二原》）。本难把六腑经脉"所过之穴"称为原穴，这个命名和《九针十二原》的原穴所指并不一致。《九针十二原》云："脏有疾也，应出十二原。十二原各有所出。明知其原，睹其应，而知五脏之害矣……肺……原出于太渊，太渊二……心……原出于大陵，大陵二……肝……原出于太冲，太冲二……脾……原出于太白，太白二……肾……原出于太溪，太溪二。膏之原，出于鸠尾，鸠尾一。肓之原，出于脖胦，脖胦一。凡此十二原者，主治五脏六腑之有疾者也。"可见，此处的十二原指五脏经脉之原（十个）和膏肓之原（二个）。

[延伸] 本难所称的原穴，是六腑经脉之原穴，每条经各两个，共十二原。六腑经脉十二原是三焦经气所行。下面我们以《灵枢·本输》中肺经

和大肠经这对表里经作比较：

肺出于少商，少商者，手大指端内侧也，为井木；溜于鱼际，鱼际者，手鱼也，为荥；注于太渊，太渊，鱼后一寸陷者中也，为输；行于经渠，经渠，寸口中也，动而不居，为经；入于尺泽，尺泽，肘中之动脉也，为合。

大肠上合手阳明，出于商阳，商阳，大指次指之端也，为井金；溜于本节之前二间，为荥；注于本节之后三间，为输；过于合谷，合谷，在大指岐骨之间，为原；行于阳溪，阳溪，在两筋间陷者中也，为经；入于曲池，在肘外辅骨陷者中，屈臂而得之，为合。手阳明也。

从上可知，五脏经脉的"输穴"和"原穴"是同一个穴。

表26 《六十二难》腧穴表

五输穴	井	荥	输	原	经	合
	所出	所溜	所注		所行	所注
肺经	少商	鱼际	太渊		经渠	尺泽
心经	中冲	劳宫	大陵		间使	曲泽
肝经	大敦	行间	太冲		中封	曲泉
脾经	隐白	大都	太白		商丘	阴之陵泉
肾经	涌泉	然谷	太溪		复溜	阴谷
膀胱经	至阴	通谷	束骨	京骨	昆仑	委中
胆经	窍阴	侠溪	临泣	丘墟	阳辅	阳之陵泉
胃经	厉兑	内庭	陷谷	冲阳	解溪	下陵
三焦经	关冲	液门	中渚	阳池	支沟	天井
小肠经	少泽	前谷	后溪	腕骨	阳谷	小海
大肠经	商阳	二间	三间	合谷	阳溪	曲池

六十三 难

《六十三难》讲井穴，原文：

▶ 曰：《十变》言，五脏六腑荣合，皆以井为始者，何也？然：井者，东方春也，万物之始生。诸蚑行喘息，蜎飞蠕动，当生之物，莫不以春生。故岁数始于春，日数始于甲，故以井为始也。

[通解] 根据《十变》提问：五脏六腑经脉五输穴都以井穴为开始，这如何理解？解释说：井穴，属于东方春，主万物生发，爬虫鸣、蠕虫动、飞虫飞，只要是生物，都赖春季而生。所以，一年之数春季为始，一天之数甲为始。这样就可以理解经脉穴位之数，井为始。

[释难]《十变》这部经典《难经》多次引用，可见《难经》对当时流行的医典进行释难提问，并非局限于《内经》。本难的解释是以五脏经脉为据，从《六十二难》解释所列举肺经和大肠经的原文，就可以发现脏经的井穴为木，腑经的井穴为金。关于这个区别，主要论在《六十四难》。

六十四 难

《六十四难》具体讨论阳经井穴和阴经井穴，原文：

▶ 曰：《十变》又言，阴井木，阳井金；阴荣火，阳荣水；阴俞土，阳俞木；阴经金，阳经火；阴合水，阳合土。阴阳皆不同，其意何也？然：是刚柔之事也。阴井乙木，阳井庚金。阳井庚，庚者，乙之刚也；阴井乙，乙者，庚之柔也。乙为木，故言阴井木也；庚为金，故言阳井金也。余皆仿此。

[通解] 针对《十变》关于五输穴的五行顺序，又提问：阴经井穴属

木，阳经井穴属金；阴经荥穴属火，阳经荥穴属水；阴经输穴属土，阳经输穴属木；阴经经穴属金，阳经经穴属火；阴经合穴属水，阳经合穴属土。阴阳经五输穴不相同，有何深意？

解释说：阴阳不同，是说刚柔相合。阴经井穴为乙木，阳经井穴就为庚金。阳经井穴庚金对乙木而言是刚，乙木对庚金而言是柔。乙属木，所以说阴经井穴属木；庚属金，所以说阳经井穴属金（参见《三十三难》）。其余四行都依次类推。

六十五 难

《六十五难》讨论井与合的出入，原文：

▶ 曰：《经》言，所出为井，所入为合，其法奈何？然：所出为井，井者，东方春也，万物之始生，故言所出为井也。所入为合，合者，北方冬也，阳气入脏，故言所入为合也。

[通解] 提问《内经》说，所出为井穴，所入为合穴，如何判断出入呢？解释说：经气所发出的为井穴，井穴和东方春相应，万物的开始，所以说经气所发出者是井穴。经气所进入的为合穴，合穴与北方冬相应，人体阳气进入体内而藏，所以说经气所入者为合穴。《灵枢·九针十二原》曰："所出为井，所溜为荥，所注为俞，所行为经，所入为合，二十七气所行，皆在五俞也。"本难前半的论述和《六十三难》基本一致。所要强调的是，本难所论皆是就脏经而言，井穴以木为始，终于水。若是腑经，则井穴以金为始，终于土。连续数难皆讨论五输穴，表明当时医家对五输穴的重视。实际上，现在临床五输穴应用比例非常高，十二条经脉手足远端六十个穴，为基本掌握要点。

六十六 难

《六十六难》再论十二原穴，原文：

▶ 曰：《经》言，肺之原，出于太渊；心之原，出于大陵；肝之原，出于太冲，脾之原，出于太白；肾之原，出于太溪；少阴之原，出于兑骨；胆之原，出于丘墟；胃之原，出于冲阳；三焦之原，出于阳池；膀胱之原，出于京骨；大肠之原，出于合谷；小肠之原，出于腕骨。十二经皆以俞为原者，何也？然：五脏俞者，三焦之所行，气之所留止也。三焦所行之俞为原者，何也？然：脐下肾间动气者，人之生命也，十二经之根本也，故名曰原。三焦者，原气之别使也，主通行三气，经历于五脏六腑。原者，三焦之尊号也，故所止辄为原。五脏六腑之有病者，皆取其原也。

[通解] 提问《内经》记载肺的原气出于太渊穴，心的原气出于大陵穴，肝的原气出于太冲穴，脾的原气出于太白穴，肾的原气出于太溪穴，少阴的原气出于神门穴（兑骨），胆的原气出于丘墟穴，胃的原气出于冲阳穴，三焦的原气出于阳池穴，膀胱的原气出于京骨穴，大肠的原气出于合谷穴，小肠的原气出于腕骨穴。十二条经脉都以输穴为原气所出，是什么道理？这里依据具体是《灵枢·本输》。在《六十二难》的表中，已将原穴的位置历数一遍，五脏经的原穴与输穴一致，六腑经的原穴在输穴之后经穴之前。但是《六十二难》只论十一经，而本难提及"心"和"少阴"。

[延伸]《灵枢·本输》所指的心经实为现在的手厥阴心包经。《六十六难》成书之际，医家看到的经脉系统有可能是十一经往十二经过渡的阶段吗？这可能是经脉系统发展的重要环节。从后来的穴位命名可以看出，十二经系统的心经更多是就心的脏功能而言，而心包经更多是就心的神功能而言（参见《二十五难》）。

[通解] 解释说：五脏输穴是三焦之气所经行，三焦原气有所停留的地方就是原穴。所以，五脏经以输为原。但是本难未再解释六腑经脉。

进一步问，以三焦经气所通行的输穴为原气所在之处，是什么道理？解释说：脐下的肾间动气（这个下，需要理解为脐往腹腔深处方向），是人生命所在，十二经脉的根本，所以称为原气（参见《八难》）。三焦，是原气分行的主使，通行上中下三焦之气，遍布五脏六腑。原，就是三焦的尊号，所以气停留之处就是原。五脏六腑有病，都取相应经脉的原穴。这也是《九针十二原》所说的"五脏有疾，当取之十二原。十二原者，五脏之所以禀三百六十五节气味也"。

六十七 难

《六十七难》讨论募穴和背俞穴的分布，原文：

▶ 曰：五脏募皆在阴，而俞皆在阳者，何谓也？然：阴病行阳，阳病行阴。故令募在阴，俞在阳。

[通解] 五脏的募穴都在阴位，而俞（音 shū）穴都在阳位，如何理解呢？解释说：阴经运行于人体腹侧阴位，阴经有病会传行于背侧阳位；阳经行于人体背侧阳位，阳经有病会传行于腹侧阴位。所以，在腹侧阴位的称为募穴，在背侧阳位的称为俞穴。《灵枢·背腧》曰："愿闻五脏之腧，出于背者。岐伯曰：背中大腧，在杼骨之端，肺腧在三焦之间，心腧在五焦之间，膈腧在七焦之间，肝腧在九焦之间，脾腧在十一焦之间，肾腧在十四焦之间。皆挟脊相去三寸所。"

[释难] 整部《难经》和其主要做经解的《内经》似乎都没有详论募穴。在《内经》中有两篇涉及了募穴，"腹暴满，按之不下，取手太阳经络者，胃之募也。"（《素问·通评虚实论》）和"口苦者……病名曰胆瘅……

治之以胆募俞，治在阴阳十二官相使中"（《素问·奇病论》）。直到西晋皇甫谧《针灸甲乙经》有细论，散在各穴位之间（《针灸甲乙经》的穴位按头、胸、腹、四肢分布论述，并非循经论述）。推测《内经》《难经》时代，募穴定位尚未达成共识，或是相关文字有散失。

六十八 难

《六十八难》论五输穴主治，原文：

▶ 曰：五脏六腑，皆有井、荥、俞、经、合，皆何所主？然：经言所出为井，所流为荥，所注为俞，所行为经，所入为合。井主心下满，荥主身热，俞主体重节痛，经主喘咳寒热，合主逆气而泄。此五脏六腑井、荥、俞、经、合所主病也。

[通解] 提问五脏六腑，都有井穴、荥穴、输穴、经穴与合穴，分别主治什么病证？解释所引的医经可能为《灵枢·九针十二原》："所出为井，所溜为荥，所注为俞，所行为经，所入为合，二十七气所行，皆在五俞也。"其中，流与溜同义。本难只说井、荥、俞、经、合穴位的主病，但蕴含的可能是两类疾病性质。因为，五脏和六腑的五输穴五行配属并不一致。

五脏井穴五行属木（参见《六十四难》，下同），主治心下满（木克土）；荥穴五行属火，主治身热（火郁发热）；输穴五行属土，主治体重关节痛（土主湿）；经穴五行属金，主治喘咳寒热；合穴五行属水，主治气上逆（疑似奔豚）而且泄泻（肾虚泄泻），这就是五脏五输穴的主病。

如果换成六腑五输穴，那么井穴五行属金，主治心下满（子盗母气）；荥穴五行属水，主身热（水不制火）；输穴五行属木，主治体重关节疼痛（木主筋）；经穴五行属火，主喘咳寒热（心火克肺金），合穴五行属土，主气逆（胃气上逆）而泄泻（脾虚泄泻）。

论◎刺◎法

六十九 难

《六十九难》讨论疾病虚实的不同刺法，原文：

► 曰：《经》言，虚者补之，实者泻之，不实不虚，以经取之，何谓也？然：虚者补其母，实者泻其子，当先补之，然后泻之。不实不虚，以经取之者，是正经自生病，不中他邪也，当自取其经，故言以经取之。

[通解] 提问《内经》记载虚的病证要用补法，实的病证要用泻法，不明显的虚实病证，要根据病证所在经络取穴，这要如何理解？解释说：虚的病证要补其母，实的病证要泻其子，应当先补后泻。不是明显虚实的病证，根据其所在经治疗，是指十二正经本身的病，并非受到外邪的侵袭，即在发生病证的经上取穴治疗，所以说以经取之。

《内经》记载"虚者补之，实者泻之"的原文是《灵枢·刺节真邪》："大热遍身，狂而妄见妄闻妄言，视足阳明及大络取之，虚者补之，血而实者泻之。"另有接近的表述为"虚者补之，盛者泻之"（《灵枢·通天》《灵枢·大惑论》）。主要也是就气血充盛状态而言。虚者补其母和实者泻其子，既可以针对五脏相生关系进行治疗，如脾虚，在心经上行补法，也可以在脾经上根据五输穴的母子关系，在属火的荥穴（大都穴）上行补法。

七十 难

《七十难》讨论四季针刺的要点，原文：

▶ 曰：《经》言春夏刺浅，秋冬刺深者，何谓也？然：春夏者，阳气在上，人气亦在上，故当浅取之；秋冬者，阳气在下，人气亦在下，故当深取之。春夏各致一阴，秋冬各致一阳者，何谓也？然：春夏温，必致一阴者，初下针，沉之至肾肝之部，得气，引持之阴也。秋冬寒，必致一阳者，初内针，浅而浮之至心肺之部，得气，推内之阳也。是谓春夏必致一阴，秋冬必致一阳。

[通解] 提问《内经》上说春夏针刺浅，秋冬针刺深，如何理解？解释说：春夏两季，自然界阳气向上运行，人体的气也在身体上部，所以要浅刺取穴。秋冬两季，自然界阳气向下运行，人体的气也在身体下部，所以应当深取。即《灵枢·终始》所云："春气在毛，夏气在皮肤，秋气在分肉，冬气在筋骨。刺此病者，各以其时为齐。故刺肥人者，以秋冬之齐，刺瘦人者，以春夏之齐。"

又问春夏两季各有一阴，秋冬两季各有一阳，怎么理解？解释说：春夏温热，治疗时要注重一阴之气，意思是最初下针，深至肝肾之位，待得气，此时得肝肾阴位之气，将阴气引出。秋冬寒凉，治疗时要注重一阳之气，意思是最初下针，浅刺而浮取至心肺之位，得之后，此时得心肺阳位之气，向深部进针，将阳气引入。这就是说春夏之际针刺要注意引阴气以平衡阳气，秋冬之际针刺要注意沉阳气以平衡阴气。此法平衡阴阳，很有启发。关于肝肾、心肺之位可参见《五难》。

七十一 难

《七十一难》讨论营卫针刺之要，原文：

▶ 曰：经言刺荣无伤卫，刺卫无伤荣，何谓也？然：针阳者，卧针而刺之；刺阴者，先以左手摄按所针荣俞之处，气散乃内针。是谓刺荣无伤卫，刺卫无伤荣也。

[通解] 提问医经上讲刺营（荣，即营）不伤卫，刺卫不伤营，怎么理解呢？解释说：针刺阳位，把针放平刺入穴位；针刺阴位，先用左手持按所要进针的荣（荥，疑为荣之误）穴，使卫气散去，然后进针。这就是所谓的刺营不伤卫，刺卫不伤营。

[释难] 本难所引医经未见于《内经》，不过在《素问·刺齐论》中有类似的经文："黄帝问曰：愿闻刺浅深之分。岐伯对曰：刺骨者无伤筋，刺筋者无伤肉，刺肉者无伤脉，刺脉者无伤皮，刺皮者无伤肉，刺肉者无伤筋，刺筋者无伤骨。"很明确，主要是针刺的深浅与是否伤到其他关联部位的关系。针阳位就是浅位，平刺不伤营；针阴位就是深位，先持按穴位令卫气散，而不伤卫。

七十二 难

《七十二难》讨论迎随补泻手法，原文：

▶ 曰：《经》言能知迎随之气，可令调之；调气之方，必在阴阳。何谓也？然：所谓迎随者，知荣卫之流行，经脉之往来也。随其逆顺而取之，故曰迎随。调气之方，必在阴阳者，知其内外表里，随其阴阳而调之，故曰调气之方，必在阴阳。

[通解] 提问《内经》讲，如果知道迎和随两种气，那么可以调节；调气的方法，一定是在于阴和阳，这个如何理解呢？解释说：所谓迎和随，实际是知晓营卫的运行规律和经脉流注的规律。根据营卫之气和经脉流注的顺和逆取穴，所以称迎和随。迎就是相迎，即"相逆"的意思；随就是相随，即"顺应"的意思。调气的方法，在于阴和阳，说的是施针一定要

知人体内外和表里的关系，根据人体阴阳气的盛衰进行调节。阴阳气在此处指脏经经气和腑经经气，所以说，施针时的调气方法，在于调阴阳。

[延伸]《灵枢·终始》说："阴者主脏，阳者主腑，阳受气于四末，阴受气于五脏，故泻者迎之，补者随之，知迎知随，气可令和，和气之方，必通阴阳。"

七十三 难

《七十三难》讨论井穴的刺法，原文：

► 曰：诸井者，肌肉浅薄，气少不足使也，刺之奈何？然：诸井者，木也；荥者，火也。火者，木之子，当刺井者，以荥泻之。故经言，补者不可以为泻，泻者不可以为补，此之谓也。

[通解] 提问所有的井穴，穴位所在处，肌肉浅薄，穴位经气少，不足以行针，要如何针刺呢？解释说：所有的脏经井穴，五行属于木；荥穴，五行属于火。火，在五行相生关系中是木之子。所以，需要在井穴行针刺泻法时，用针刺荥穴代替，这就是实则泻其子。根据前文，应当还有讨论补法的操作。其法相通，即脏经合穴五行属水，如果要在井穴行补法，可以取合穴针行补法以代替，这就是虚则补其母。所以医经（并非《内经》）所说的补的穴位不能行泻法，泻的穴位不能行补法，就是这个意思。

七十四 难

《七十四难》讨论季节与五输穴针刺，原文：

▶曰：经言春刺井，夏刺荥，季夏刺俞，秋刺经，冬刺合者，何谓也？然：春刺井者，邪在肝；夏刺荥者，邪在心；季夏刺俞者，邪在脾；秋刺经者，邪在肺；冬刺合者，邪在肾。其肝、心、脾、肺、肾，而系于春、夏、秋、冬者，何也？然：五脏一病，辄有五也。假令肝病，色青者肝也，臊臭者肝也，喜酸者肝也，喜呼者肝也，喜泣者肝也。其病众多，不可尽言也。四时有数，而并系于春、夏、秋、冬者也。针之要妙，在于秋毫者也。

[通解] 提问医经上讲春季刺井穴，夏季刺荥穴，季夏刺输穴，秋季刺经穴，冬季刺合穴，如何理解呢？解释说：春季针刺井穴是因为邪在肝（肝与春相应），夏季针刺输穴是因为邪在心（心与夏相应），季夏针刺输穴是因为邪在脾（季夏与脾相应），秋季针刺经穴是因为秋季邪气在肺（秋与肺相应），冬季针刺合穴是因为冬季邪在肾（肾与冬相应）。

进一步提问：肝、心、脾、肺、肾为什么与春、夏、秋、冬季节相应呢？解释说：五脏中某一脏有病，则会有五个方面的不同表现。如肝病，那么面色青是肝病的反应，具有臊的病气是肝的反应，喜欢酸的口味是肝的反应，喜欢呼喊是肝的反应，容易流泪也是肝的反应。其他四脏与之相应的症状很多，不一一列举。季节有规律，与春夏秋冬都有关系。针刺的关键奥秘，就在于细致入微的观察。五脏与四时相应关系参见《四十九难》。

[释难]《七十四难》很特殊，上一问以长江流域的五季为基础，下一问以黄河流域的四季为基础。可能提问者来自南北各地，《难经》编纂者发现都是在问季节与五脏的关系，而归入一章。

七十五 难

《七十五难》讨论五脏生克运用，原文：

表 27 《内经》季节与五输穴针刺关系

篇 名	论	春	夏	长夏/季夏	秋	冬
《灵枢·本输》	所取	诸荥大经分肉之间	诸输络肌肉皮肤之上	无	合，余如春法	诸井诸输之分，欲深而留之
《灵枢·四时气》	所取	经，血脉分肉之间	盛经孙络，取分间绝皮肤	无	经俞	井荥，深以留之
	甚者深刺	间者，深刺	孙络，经分间		邪在腑，取合	
		间者浅取之	诸输络肌肉皮肤之上			
《灵枢·顺气一日分为四时》	所主	色	时	音	味	脏
	所刺	荥	输	经	合	井

▶ 曰：经言，东方实，西方虚；泻南方，补北方，何谓也？

▶ 然：金、木、水、火、土，当更相平。东方木也，西方金也。木欲实，金当平之；火欲实，水当平之；土欲实，木当平之；金欲实，火当平之；水欲实，土当平之。东方肝也，则知肝实；西方肺也，则知肺虚。泻南方火，补北方水。南方火，火者，木之子也；北方水，水者，木之母也。水胜火。子能令母实，母能令子虚，故泻火补水，欲令金不得平木也。经曰：不能治其虚，何问其余，此之谓也。

[通解] 提问医经（非指《内经》）上说，东方实，西方虚；泻南方，补北方，如何理解？解释说：金、木、水、火、土五行，是通过生克实现动态平衡。东方是木，西方是金。木气如果呈现亢盛，则金会相应增强以平衡太旺盛的木气。火气如果呈现亢盛，则水会相应增强以平衡太旺盛的火气。土气如果亢盛，则木会相应增强以平衡太旺盛的土气。金气如果亢盛，则火会相应增强以平衡太旺盛的金气。水气如果亢盛，则土会相应增强以平衡太旺盛的水气。

以上就是五行相克的关系，东方的脏是肝，则"东方实"指的是肝气实；西方的脏是肺，则"西方虚"指的是肺气虚。泻南方火，补北方水，指的是木的母与子，即南方火是木之子；北方水是木之母。因为，水克火，所以，作为肝木之子心火被克，则肝木之母肾水气实；同理，作为肝木之母的肾水克肝木之子心火，使心火虚。所以说，泻心火补肾水，可以使心火对肺金的克伐减弱，同时，肾水生肝木，肝木得肾水之补充则金在这两股合力作用下不至于克伐肝木。医经上说，如果不能把上述情况下的肺金调治好，则其余四脏的情况，也没必要去关心了，说的就是这个道理。

[释难] 本难提问就五脏生克关系的系统化调治做了举例分析。即，当人体出现肝旺肺弱的体质状态时，可以通过泻心补肾的方法加以调节。之所以要泻心，主要是为了降低心对肺的抑制，使肺气能够克制亢奋的肝气。之所以要补肾，是因为补肾可以达到泻心的目的，即通过补肾以抑制心，

从而减少肺的受制，以使肺肝恢复平衡。

七十六 难

《七十六难》讨论补泻，原文：

▶ 曰：何谓补泻？当补之时，何所取气？当泻之时，何所置气？然：当补之时，从卫取气；当泻之时，从荣置气。其阳气不足，阴气有余，当先补其阳，而后泻其阴；阴气不足，阳气有余，当先补其阴，而后泻其阳。荣卫通行，此其要也。

[通解] 提问什么是补泻？当用补的时候，从哪里取气？当用泻的时候，在哪里释气？解释说：当要补的时候，从卫表取气；当要泻的时候，从营释气。如果人体阳气不足，阴气有余，就应当先补其阳气，而后泻其阴气；如果其阴气不足，阳气有余，就应当先补其阴气，而后泻其阳气。即《灵枢·终始》云："阴盛而阳虚，先补其阳，后泻其阴而和之。阴虚而阳盛，先补其阴，后泻其阳而和之。"营卫的运行（参见《一难》），是针刺补泻的重要考量。

七十七 难

《七十七难》讨论治未病，原文：

▶ 曰：《经》言上工治未病，中工治已病，何谓也？然：所谓治未病者，见肝之病，则知肝当传之与脾，故先实其脾气，无令得受肝之邪，故曰治未病焉。中工者，见肝之病，不晓相传，但一心治肝，故曰治已病也。

[通解] 提问《内经》说上工治未病，中工治已病（此指《灵枢·逆顺》），如何理解呢？解释说：所谓治未病的意思，就是说见到肝脏有病，上等的医者就知道肝脏得病会传至脾脏（参见《五十六难》），所以要事先补益脾气，使脾脏不受到来自肝脏病邪的侵袭，这就是治未病的意思。而中等的医者在看到肝脏得病邪后，并不考虑五脏相胜的传导关系，而一心一意治疗肝脏，这就是治疗已病之脏，称为治已病。

[延伸] 本难通过五脏相胜关系解释治未病，其精神被《金匮要略·脏腑经络先后病脉证》继承。虽然这个解释并非《内经》治未病全貌，但已体现其核心理念。

七十八 难

《七十八难》讨论针刺补泻法，原文：

► 曰：针有补泻，何谓也？然：补泻之法，非必呼吸出内针也。知为针者，信其左；不知为针者，信其右。当刺之时，先以左手厌按所针荥、俞之处，弹而努之，爪而下之，其气之来，如动脉之状，顺针而刺之，得气；因推而内之，是谓补，动而伸之，是谓泻。不得气，乃与，男外女内；不得气，是为十死不治也。

[通解] 提问针刺有补泻法，如何理解？解释说：针刺的补泻方法，并非单独指呼吸与进出针的配合。《素问·离合真邪论》云："吸则转针，以得气为故。候呼引针，呼尽乃去，大气皆出，故命曰泻……其气以至，适而自护，候吸引针，气不得出，各在其处，推阖其门，令神气存，大气留止，故命曰补。"即病人呼气时出针为泻，吸气时出针为补，这就是呼吸与补泻

的关系。

　　进一步解释：补泻不止于此，了解针刺的人，左手与右手配合；不了解针刺的人，只用其右手。在针刺的时候，先用左手按压所要针刺的荥穴、输穴处，用弹击和揉按的手法，用左手掐穴处，穴位经气如果到来，就会像脉搏搏动的样子，顺势针刺，得气产生针感；接着推入其针，就是补法，动摇针体，提插就是泻法。如果没有得气，而针刺，则要采用男性浅刺阳位，女性深刺阴位的针法，如果还是不得气，表明病证难以治愈。

七十九 难

《七十九难》讨论迎随补泻，原文：

▶ 曰：《经》言，迎而夺之，安得无虚？随而济之，安得无实，虚之与实，若得若失；实之与虚，若有若无，何谓也？

▶ 然：迎而夺之者，泻其子也；随而济之者，补其母也。假令心病，泻手心主俞，是谓迎而夺之者也；补手心主井，是谓随而济之者也。所谓实之与虚者，牢濡之意也。气来实牢者为得，濡虚者为失，故曰若得若失也。

　　[通解] 提问：《内经》说，逆着经气方向而施针，怎么会不造成经气虚呢？顺着经气行进方向施针，怎么会不使气增强呢？此句出自《灵枢·九针十二原》："迎而夺之，恶得无虚？追而济之，恶得无实？"针刺时指下感觉的虚实，对应是否得气，这个如何理解呢？

　　解释说：逆着经气施针，是泻其子；顺着经气施针，是补其母。举个例子说，如果病人发心脏疾病，泻手心主经脉的输穴，就是所谓的迎而夺之；补手心主经脉的井穴，就是所谓的随而济之。具体分析一下，心脏有病，针刺心包经输穴，心包经输穴属土，心属火，土为火之子，所以这就是泻其子。如果是对井穴行补法，心包经井穴为木，木为火之母，所以这是补其母。

所谓的实之与虚，是就施针时指下的感觉，如果发生沉滞感就是经气来的感觉，称为牢，是为得气；如果是针下软，就是不得气，所以说要注重是否得气。这句回答了提问者的最后一句，即可以根据针刺时指下的感觉，判断是否得气。

八十 难

《八十难》讨论得气，原文：

▶ 曰：经言，有见如入，有见如出者，何谓也？然：所谓有见如入者，谓左手见气来至，乃内针，针入，见气尽，乃出针。是谓有见如入，有见如出也。

[通解] 提问说：医经上讲，如果有所发现则随之进针，如果有所发现则随之出针，是指发现什么？如何理解？解释说：医经所说的有所发现随之进针和有所发现随之出针，意思是说，在行针刺治疗时，当左手通过按压等手法，指下感觉到经气到来时，右手随之进针，进针以后留针过程中，如果左手感觉到经络得气感消失，则随之出针。这就是所说的如果发现得气随之进针，如果发现得气感消失随之出针。《八十难》很可能在说一种快针，得气进针，气尽出针。

[延伸] 笔者曾在石氏伤科石瑛医生处接受过类似的治疗。当时，笔者急性腰扭伤，石老师进针后笔者就感觉针下穴位处反应明显，一个类似葡萄大小的球状感应区，还有发凉的感觉。只不过石老师很快出了针。当时笔者也没问为什么不留针。现在想想看，这可能就是《八十难》的道理。

八十一 难

《八十一难》讨论勿犯虚虚实实，原文：

▶ 曰：经言，无实实虚虚，损不足而益有余，是寸口脉耶？将病自有虚实耶？其损益奈何？

▶ 然：是病，非谓寸口脉也，谓病自有虚实也。假令肝实而肺虚，肝者木也，肺者金也，金木当更相平，当知金平木。假令肺实而肝虚，微少气，用针不补其肝，而反重实其肺，故曰实实虚虚，损不足而益有余。此者，中工之所害也。

[通解] 提问：医经上说，不要使实的更实，不要使虚的更虚，减损已经不足而补益已经有余的，是就寸口脉而言吗？还是疾病自身有虚实？补泻如何实施？此问依据《灵枢·九针十二原》："无实无虚。损不足而益有余，是谓甚病。"

解释说：这个情况，并非指寸口脉的虚实，而是说疾病自身有虚实。举个例子，如果肝脏实而肺脏虚，肝五行属木，肺五行属金，金和木应当相互维持平衡，那就是金可以平抑木。如果肺脏实而肝脏虚，轻微气虚，用针施治时，非但不补益亏虚的肝脏，反而还要补益肺脏，这就是使充盛的更旺盛，使不足的更亏虚，减损已经不足的补益邪气有余的。这就是中工治病时犯的错误，非但不治病，还加重病情。（参见《七十五难》）。由此，中工所为已经是在害人。若以此标准看《内经》《难经》，则中工实际是不合格的医生。

后记

　　《〈难经〉通俗解》的撰写过程，本身也是一个再学习的过程。王文健教授是第六批全国老中医药专家学术继承工作指导老师，作为其学术继承人，我对王老师创立的"益气散聚法"治疗代谢综合征也有了新的认识。我亦回忆起我的中医启蒙老师曲丽芳教授传授《金匮要略》时的场景，很多经文与《难经》一脉相承。随着自己临床经验的积累，越来越感觉"经不欺我""经不负我"，认真钻研，必有所得。

　　2020年12月30日，本书稿完成，距离初稿完成又过去几个月，再读部分经文又有一些新的认识。受学术水平的影响，本书难免存在一些不足，也未必能尽显先贤原义，希望前辈、老师和有识之士给予批评指正。

　　"为往圣继绝学"，是编写本书初心，我作为2020年上海首届最美科普志愿者，有责任把中医普及好，推广好。希望本书平实的文字，以及经梳理的列表和手绘的插图可以为普及推广助力，让更多人认识中医，认可中医，学习中医。

编者

2021年2月